Biochemie wirklich verstehen und sicher Prüfungen meistern!

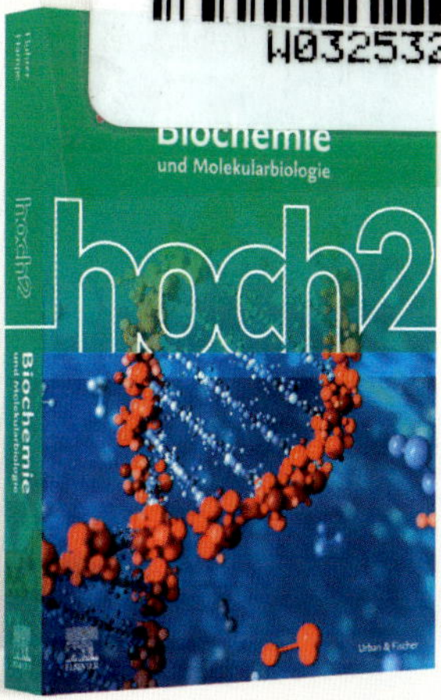

20190717c1 Irrtümer vorbehalten. Stand 07/2019

Melden Sie sich für unseren Newsletter an unter www.elsevier.de/newsletter

ELSEVIER

Diese und viele weitere Titel sowie die aktuellen Preise finden Sie in Ihrer Buchhandlung vor Ort und unter **shop.elsevier.de**

Anschrift der Autoren:

Prof. Dr. Lars Bräuer
Institut für Anatomie II
Universität Erlangen-Nürnberg
Universitätsstraße 19
91054 Erlangen

Prof. Dr. Michael Scholz, MME
Institut für Anatomie II
Universität Erlangen-Nürnberg
Universitätsstraße 19
91054 Erlangen

Abbildungsnachweis

Der Verweis auf die jeweilige Abbildungsquelle befindet sich bei allen Abbildungen im Lernkartenset am Ende des Legendentextes in eckigen Klammern.

[L106]	Henriette Rintelen, Velbert.
[L107]	Michael Budowick, Atlanta, USA.
[L126]	Dr. Katja Dalkowski, Buckenhof.
[L141]	Stefan Elsberger, Planegg.
[L240]	Horst Ruß, München.
[M928]	Prof. Dr. Michael Scholz, Erlangen.
[R170-3]	Welsch, U.: Lehrbuch Histologie. Unter Mitarbeit von T. Deller, 3. Aufl., Elsevier – Urban & Fischer, München 2010.
[R170-4]	Welsch, U., Kummer, W. (Hrsg.): Lehrbuch Histologie. Unter Mitarbeit von T. Deller, 4. Aufl., Elsevier – Urban & Fischer, München 2014.
[R252]	Welsch, U. (Hrsg.): Sobotta Atlas Histologie. Zytologie, Histologie und Mikroskopische Anatomie, 7. Aufl., Elsevier – Urban & Fischer. München – Jena 2005.
[R259]	Posel, P.: Sobotta Spielend durch die Histologie, 4. Aufl., Elsevier – Urban & Fischer, München 2007.
[S007-2-24]	Sobotta, Atlas der Anatomie des Menschen, Band 2, 24. Aufl. Elsevier – Urban & Fischer, München 2017.
[S010-2-16]	Benninghoff, A./Drenckhahn, D.: Anatomie. Makroskopische Anatomie, Embryologie und Histologie des Menschen, Band 2, 16. Aufl., Elsevier – Urban & Fischer, München – Jena 2004.
[S130-5]	Speckmann, E./Hescheler, J./Köhling, R.: Physiologie, 5. Aufl., Elsevier – Urban & Fischer, München 2008.
[T419]	Jörg Pekarsky, Erlangen.

Abkürzungen

Singular:

A.	=	Arteria
Lig.	=	Ligamentum
M.	=	Musculus
N.	=	Nervus
Proc.	=	Processus
R.	=	Ramus
V.	=	Vena
Var.	=	Variation

Plural:

Aa.	=	Arteriae
Ligg.	=	Ligamenta
Mm.	=	Musculi
Nn.	=	Nervi
Procc.	=	Processus
Rr.	=	Rami
Vv.	=	Venae

So lernen Sie mit den Lernkarten!

Diese Karten sollen kein Ersatz für ein Lehrbuch oder einen Atlas sein – vielmehr geht es darum, prüfungsrelevante Themen oder Inhalte hervorzuheben bzw. zu wiederholen. Daher erheben die Karten auch keinen Anspruch auf Vollständigkeit.

Die Lernkarten sind thematisch untergliedert. Wenn Sie die Karten nacheinander durcharbeiten, sind Sie bestens auf Ihre Prüfung vorbereitet.

Jede Karte (bis auf wenige Ausnahmen) ist nach demselben einfachen und selbsterklärenden Prinzip aufgebaut:

- Auf der Vorderseite steht eine mögliche Prüfungsfrage, die sich auf den Karteninhalt bezieht. Auf der Rückseite finden Sie die Antwort entweder im Antwortkasten, in Tabellen oder als hervorgehobene Beschriftung in der Abbildung.

- Eine andere Möglichkeit zur Wissensüberprüfung befindet sich auf den Karten mit nummerierten Strukturen in der Abbildung. Hier sollen Sie alle Strukturen benennen. Die Auflösung finden Sie auf der Rückseite.

Darüber hinaus gibt es auf einer Vielzahl der Karten einen Info-Kasten. Dieser beinhaltet zusätzliche Informationen, Lernhilfen („Eselsbrücken"), pathologische und klinische Aspekte oder Sachverhalte, die das Einprägen gewisser Zusammenhänge erleichtern sollen oder einfach nur „gut zu wissen" sind.

Gewiss sind nicht alle der gestellten Fragen prüfungsrelevant. Dennoch wurden diese so, oder zumindest so ähnlich, schon häufiger in Testaten oder Prüfungen in Anatomischen Instituten abgefragt.

Auch diese Auflage beinhaltet ein Set histologischer Differenzialdiagnosen. Auf diesen Karten (127–139) wurde auf Angaben zur Färbung und Vergrößerung verzichtet, um das Hauptaugenmerk auf morphologische und strukturelle Gemeinsamkeiten/Unterschiede zu richten.

Und nun viel Spaß beim Lernen!

Inhaltsverzeichnis

Färbungen und Färbetechniken

Benennen Sie verschiedene Färbetechniken und die dadurch histologisch anfärbbaren Strukturen in der Lichtmikroskopie.

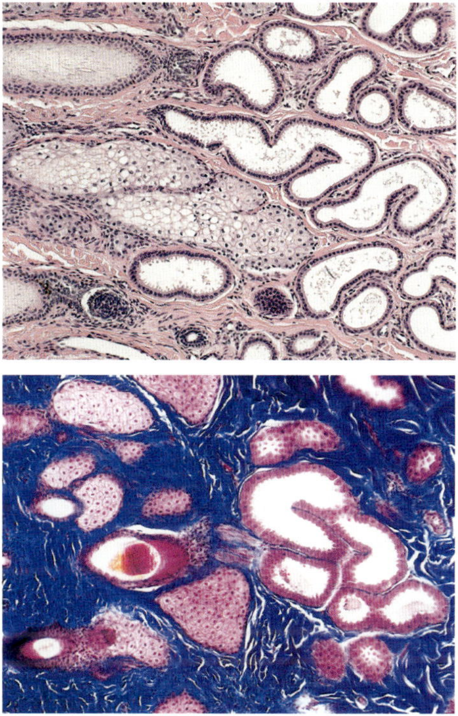

a

b

Abb. 0.3 Hämatoxylin-Eosin-Färbung. Haut, Antilope, 250x (**a**). MASSON-Trichrom-Färbung (ähnlich der Azan-Färbung). Haut, Antilope, 250x (**b**). [R170-3]

Färbungen [R170-3]

Färbung	Kerne	Zytoplasma	Kollagenfasern	Elastische Fasern
H.E. (Hämatoxylin-Eosin)	Blauviolett	Rot; Ribosomen- und rER-reiche Regionen blauviolett	Rot; Typ-I-Fasern werden kräftig gefärbt, Typ-III-Fasern schwach und zart	Ungefärbt bis rosa
MASSON-Trichrom-Färbung, ähnlich der Azan-Färbung	Leuchtend rot	Blass-rosarot bis schwach bläulich	Blau	Ungefärbt (nur in größeren Mengen wie bei elastischen Membranen und Bändern: rot bis rotblau)
Elastika-Färbung (Resorcin-Fuchsin oder Orcein)	–	–	–	Schwarzviolett (Resorcin-Fuchsin), rotbraun (Orcein)
VAN-GIESON-Färbung (Eisenhämatoxylin/Pikrinsäure/Säurefuchsin)	Blau-schwarz	Gelb bis hellbräunlich	Rot	Nicht speziell gefärbt (nur in starken Verdichtungen wie elastischen Membranen und Bändern: gelb)
Trichrom-Färbung nach Goldner (Eisenhämatoxylin/Azophloxin/Lichtgrün)	Braun-schwarz	Ziegelrot bis bräunlich	Grün	Oft nicht speziell gefärbt, zum Teil grünlich bis hellrot
Eisenhämatoxylin (EH) nach Heidenhain	Heterochromatin und Nukleolus blauschwarz	Einzelne Komponenten, z.B. Zentriolen, Intermediärfilamentbündel und Querstreifung in Herz- und Skelettmuskulatur, treten tiefschwarz hervor	Evtl. grau-gelblich	Schwach grau
Versilberungsmethode retikulärer Fasern nach Gomori, Imprägnierung mit Silbersalzen	–	In verschiedenen Abstufungen grau	Versilberungsmethode retikulärer Fasern nach Gomori, Imprägnierung mit Silbersalzen	–

Kugelförmiger Zellkern mit Nukleolus 1

Beschreiben Sie die Funktion der mit 3 markierten Struktur.

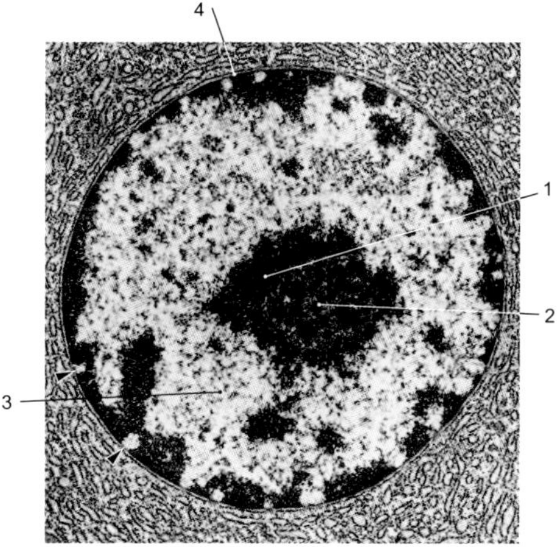

Abb. 1.1 Exokrines Pankreas. Ratte, 19.000x, EM. [R252]

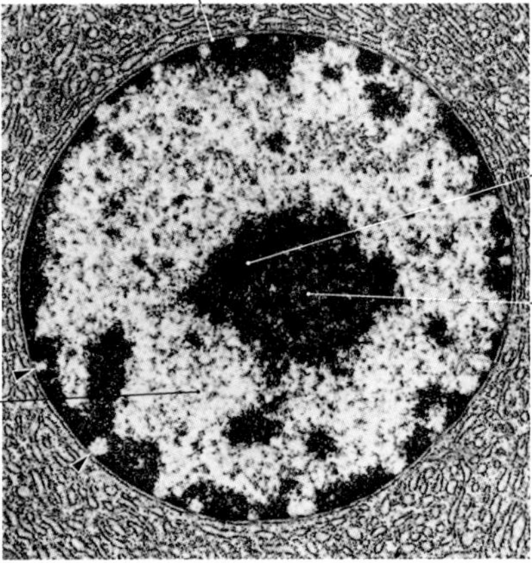

Abb. 1.2 Exokrines Pankreas. Ratte, 19.000x, EM. [R252]

a

Bei der mit 3 markierten Struktur handelt es sich um **Euchromatin** (stark aufgelockertes Chromatin). Die DNA des Euchromatins wird in RNA umgeschrieben (transkribiert), welche die Matrize für die Proteinbiosynthese darstellt. Kondensiertes Chromatin **(Heterochromatin)** entspricht inaktivem Genmaterial und kann bis zu 90% des Gesamtchromatins ausmachen.

i

Sowohl die Kernhülle als auch das randständige Heterochromatin sind durch **Kernporen** unterbrochen. Hier findet der Stoffaustausch zwischen Kern und Zytosol der Zelle statt. Bei diesem als **Trafficking** bezeichneten Vorgang können bidirektional bis zu 500 Makromoleküle/s durch die Kernporen geschleust werden.

Bürstensaum (Mikrovilli) 2

Was ist die Bedeutung der hier dargestellten Mikrovilli?

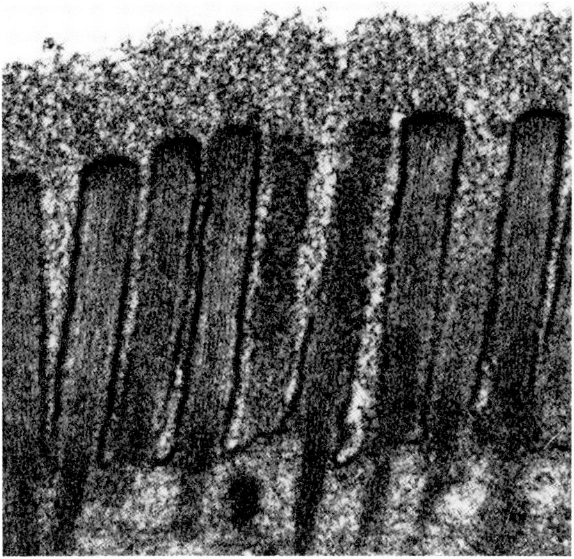

Abb. 1.3 Mikrovilli des Jejunums (längs). Mensch, 68.000x, EM. [R170-3]

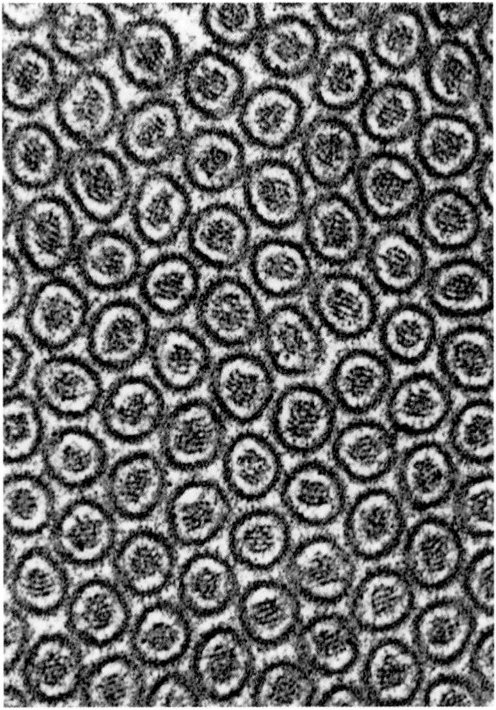

Abb. 1.4 Mikrovilli des Jejunums (quer) auf Höhe des Bürstensaums. Mensch, 68.000x, EM. [R170-3]

a

Durch **Mikrovilli** wird eine Vergrößerung der zellulären Oberfläche erreicht, wodurch sich die Resorptionsleitung des Epithels erhöht. Die **Enterozyten** des Dünndarms beispielsweise können bis zu 3.000 Mikrovilli pro Zelle tragen und bilden so den **Bürstensaum.** Dieser ist im Dünndarmepithel und in den proximalen Nierentubuli besonders intensiv ausgebildet.

Raues endoplasmatisches Retikulum (rER) 3

Was versteht man unter dem Begriff „NISSL-Substanz"?

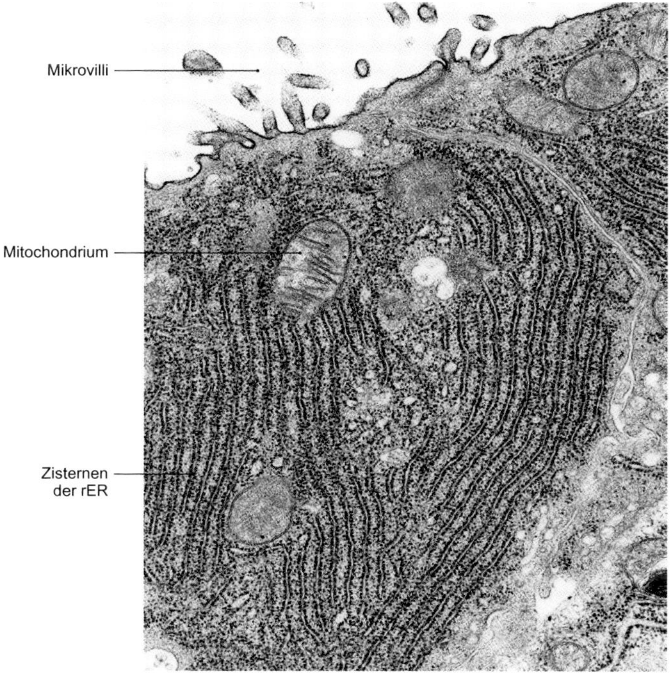

Abb. 1.5 Laktierende Mamma (Milchdrüse). Ratte, 36.600x, EM. [R170-3]

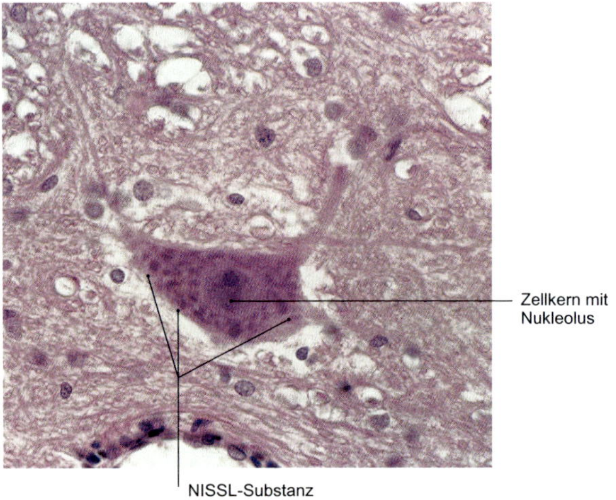

Abb. 1.6 Motorische Vorderhornzelle des Rückenmarks. Mensch, 500x, H.E.-Färbung. [R170-3]

NISSL-Substanz bezeichnet das **raue endoplasmatische Retikulum** in großen Nervenzellen. Diese Membranstapel sind stark basophil anfärbbar.

Das in allen Zellen vorkommende **raue ER** besteht aus Stapeln von parallel angeordneten Membranen, die mit Ribosomen besetzt sind und in sich lange, schmale Zisternen ausbilden. Der hohe Ribosomenbesatz deutet auf eine hohe Proteinsyntheserate hin.
Glattes ER hingegen kommt nur spezifisch in entsprechenden Zellen vor (z.B. Hepatozyten, Skelett- und Herzmuskelzellen), wo es verschiedenartige Funktionen hat.

GOLGI-Apparat

Was ist die Funktion des GOLGI-Apparats?

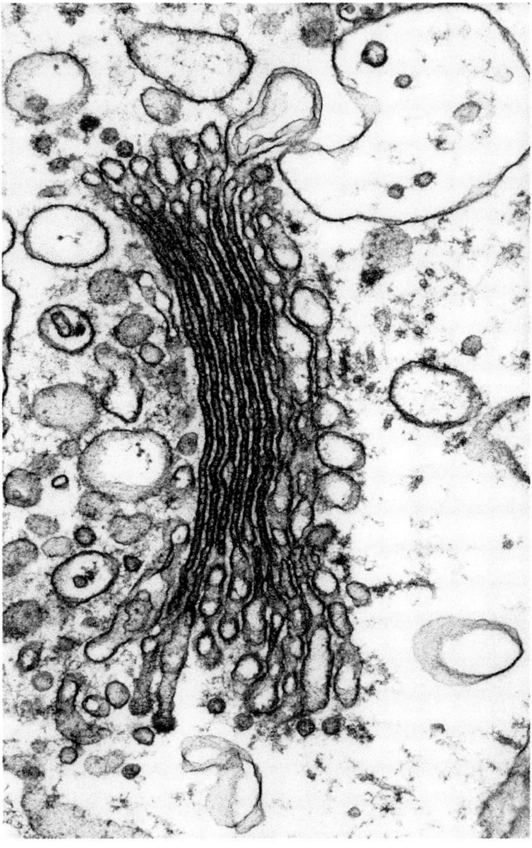

Abb. 1.7 Epithelzelle. Haarstern, 58.200x, EM. [R252]

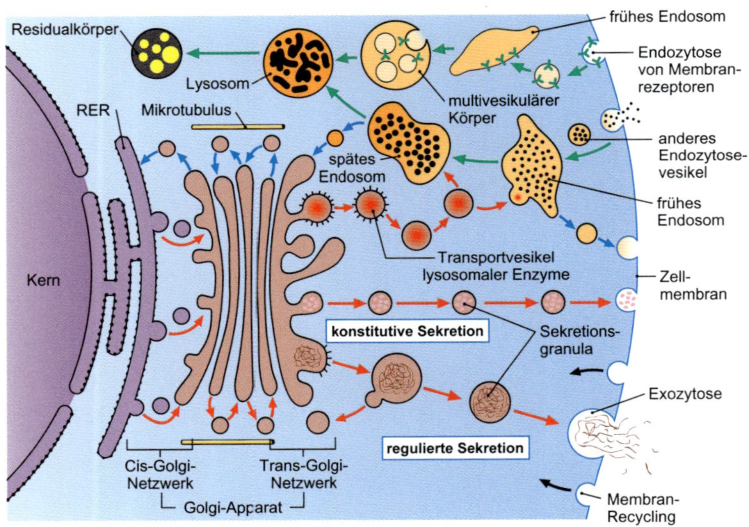

Abb. 1.8 An der Biosynthese, Sekretion und Endozytose beteiligte intrazelluläre Kompartimente. [R170-4/L141]

a

Der **GOLGI-Apparat** wird aus einem Stapel membranbegrenzter Zisternen gebildet, denen funktionell kleine Vesikel zugeordnet sind. Hier werden Proteine, die im rauen ER gebildet wurden, strukturell modifiziert (Phosphorylierung, Sulfatierung, Glykosylierung und Veresterung mit Fettsäuren) und damit nach Zielorten sortiert.

Mitochondrien

5

Was ist typisch für die Morphologie eines Mitochondriums vom Crista-Typ?

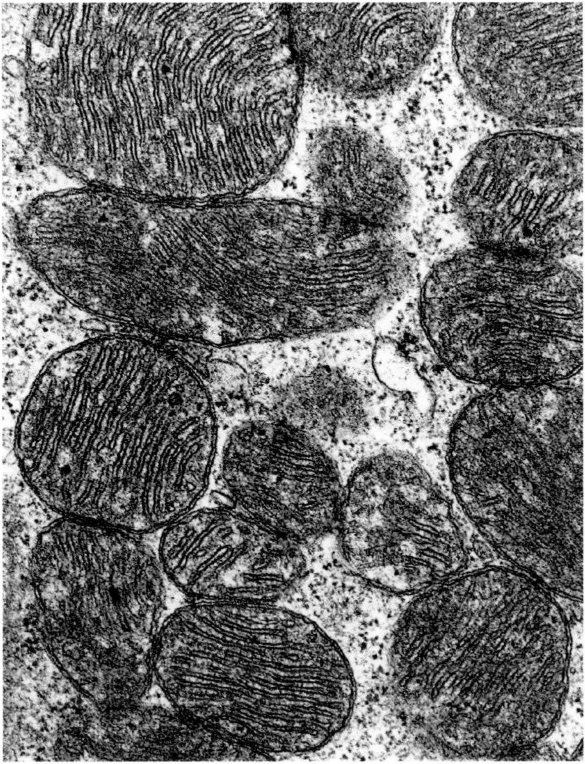

Abb. 1.9 Herzmuskelzelle. Meerschweinchen, 40.000x, EM. [R170-3]

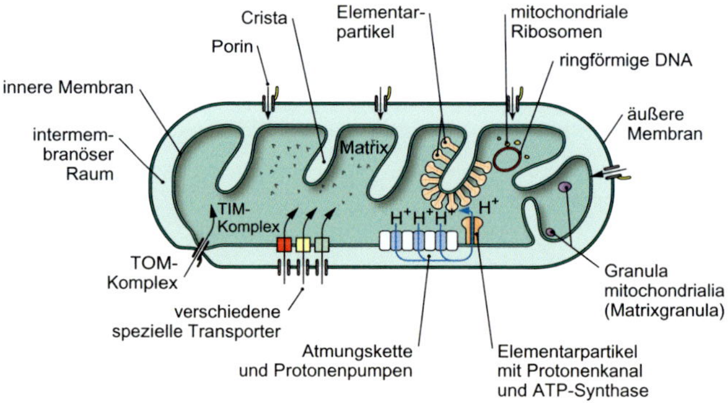

Abb. 1.10 Struktur eines Mitochondriums vom Crista-Typ. [L141]

a

Beim Mitochondrium des **Crista-Typs** bildet die Innenmembran typische leistenförmige Falten (Cristae) aus. Die Innenmembran der Mitochondrien vom **Tubulus-Typ** formt dagegen röhrenförmige Ausstülpungen.

Zellkontakte

Was ist eine Zonula occludens?

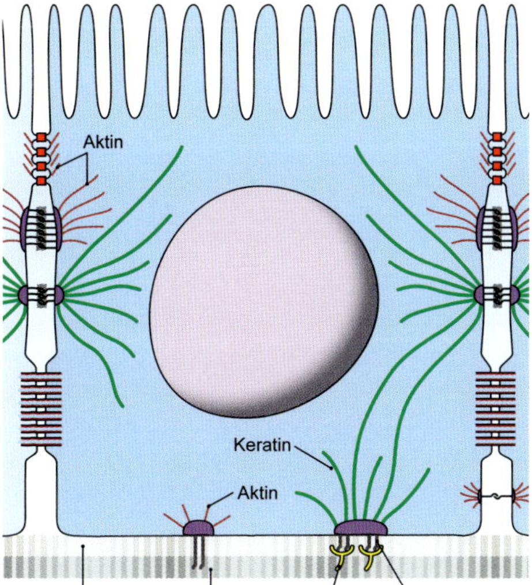

Abb. 1.11 Mögliche Zellkontakte und daran beteiligte Zelladhäsionsmoleküle. [R170-4, L141]

Tab. 1.1 Schematische Übersicht Zellkontakt. [R259]

Name	Charakteristika	Verbindungsprotein	Anheftungsprotein	Beispiel
Zellkontakte mit mechanischer Funktion				
Zonula adhaerens	Breit gürtelförmig entlang der gesamten Zellmembran	Cadherine	Aktinfilamente	Darmepithel Gallenblasenepithel
Macula adhaerens (Desmosom) (Typ-I-Desmosom)	Fokal punktförmig	Cadherine	Intermediärfilamente (Keratinfilamente)	Epithelien, Herzmuskelzellen
Hemidesmosomen		Integrine	Intermediärfilamente	Stark ausgeprägt an den basalen Epidermiszellen
Zellkontakte mit Kommunikationsfunktion				
Nexus (Gap Junction)	Fokal punktförmig	Tunnelproteine (Connexone); Connexone bestehen aus Connexinen.		Ubiquitär u.a. Epithelien u.a. Herzmuskel

Unter dem Begriff **Zonula occludens** (auch Tight Junction) versteht man den gürtelförmigen Verschluss des Interzellularraums zwischen benachbarten Zellen mit unterschiedlicher Ausdehnung. So wird eine unkontrollierte Diffusion von Molekülen verhindert. Prominente am Verschluss beteiligte Proteine sind **Occludin** und **Claudin.**

Eukaryotische Zelle

Benennen Sie die mit Ziffern markierten Strukturen.

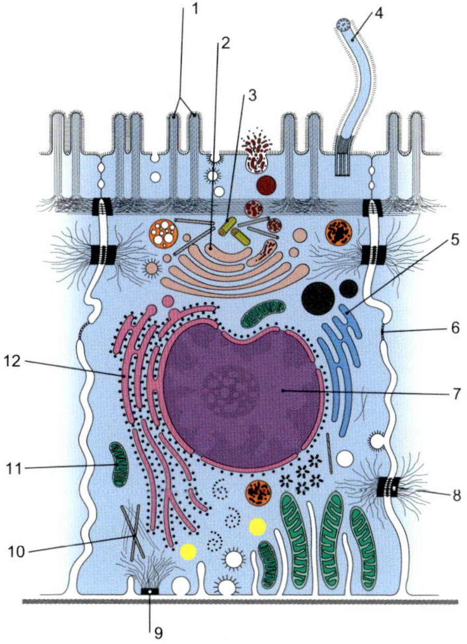

Abb. 1.12 Schematische Darstellungen von Zellorganellen und Oberflächendifferenzierungen. [L107, R252]

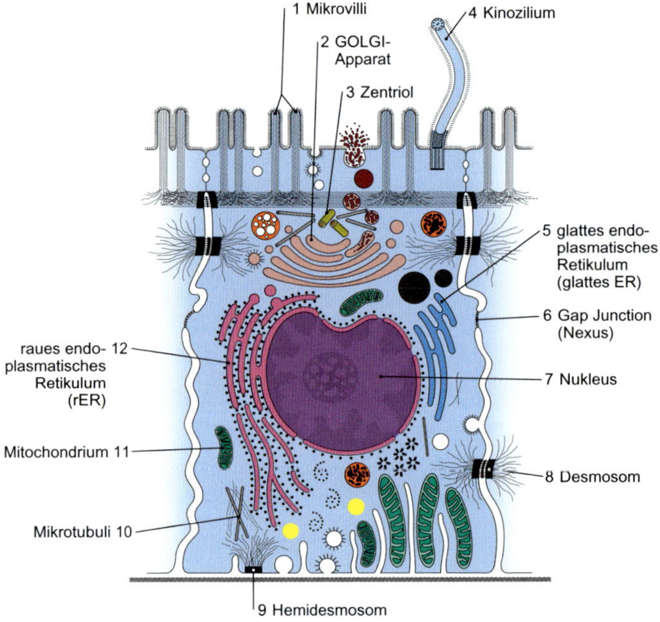

Abb. 1.13 Schematische Darstellungen von Zellorganellen und Oberflächendifferenzierungen. [L107, R252]

Oberflächenepithelien

Charakterisieren Sie kurz die gezeigten Oberflächenepithelien.

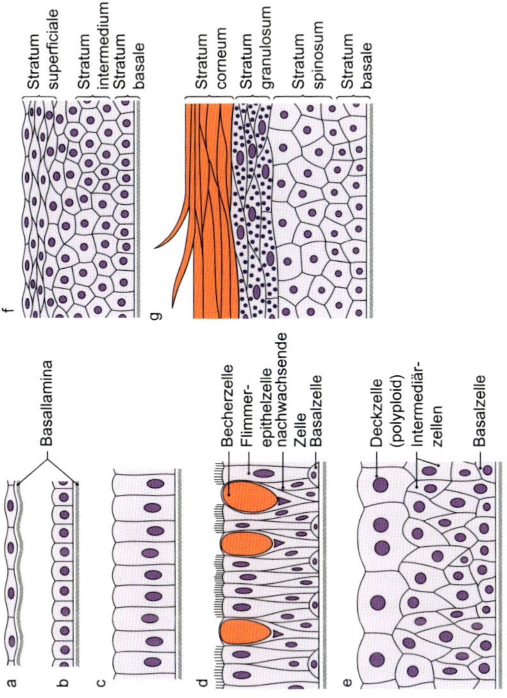

Abb. 2.1 Typen des Oberflächenepithels. [L107]

Tab. 2.1 Typen des Oberflächenepithels. [R170-3]

Abbildung Vorderseite	Epitheltyp	Besondere Charakteristika
a–b	Einschichtig, platt bis kubisch	Vor allem in Meso- oder Endothelien zu finden, unverhornt, nur Epithelzellen
c	Einschichtig, prismatisch	Kann mit oder ohne Kinozilien vorkommen
d	Mehrreihig, hochprismatisch	Mehrreihigkeit bezieht sich auf unterschiedliche Lage der Zellkerne; alle Zellen haben Kontakt zur Basalmembran (hier gezeigt: Respirationsepithel mit Becherzellen und Kinozilien).
e	Mehrschichtig	Typische Schichtung der Zellen, Unterschied zur Mehrreihigkeit: Nicht alle Zellen haben Kontakt zur Basalmembran (hier gezeigt: Übergangsepithel).
f	Mehrschichtig, unverhornt, platt	Nicht alle Zellen haben Kontakt zur Basalmembran.
g	Mehrschichtig, verhornt, platt	Ausbildung eines typischen Stratum corneum

Basallamina: von Epithel gebildete, im EM erkennbare Schicht, bestehend aus Lamina rara und Lamina densa.
Basalmembran: lichtmikroskopische „Zusammenfassung" von Basallamina und bereits zum Bindegewebe gehöriger Lamina fibroreticularis.

Kubisches Epithel

Über welche Zellkontakte sind die Epithelzellen in den Sammelrohren der Niere miteinander verbunden?

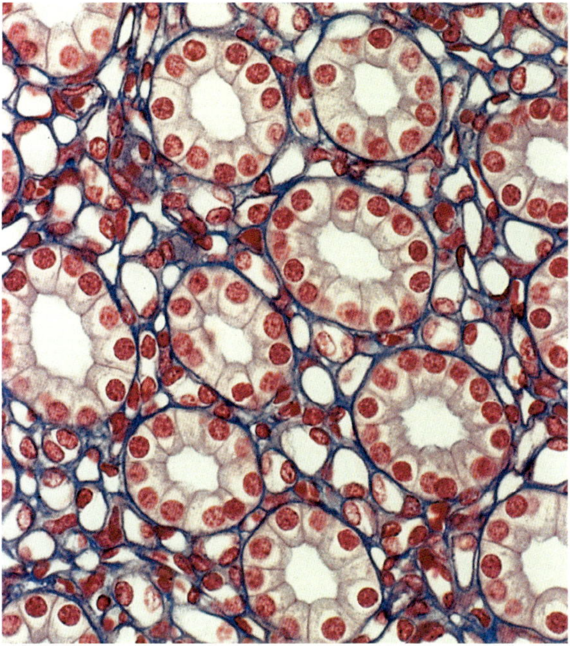

Abb. 2.2 Annähernd kubisches Epithel, Sammelrohre der Niere. Katze, 500x, Azan-Färbung. [R170-3]

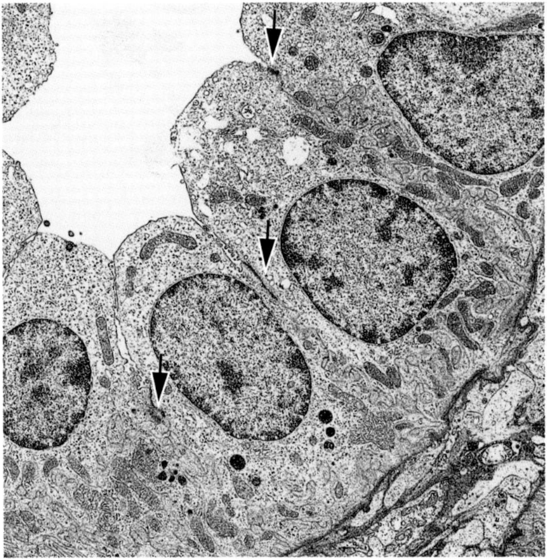

Abb. 2.3 Sammelrohr der Niere, Hauptzellen mit basalen Membraneinfaltungen. Ratte, 3.800x, EM. [R170-3]

Die Epithelzellen im Sammelrohrsystem sowie im Verbindungstubulussystem der Niere sind über **Tight Junctions** (Zonulae occludentes; Pfeile) miteinander verbunden. Die Transmembranproteine **Claudin** und **Occludin** verbinden die Zellen so eng miteinander, dass der Interzellularspalt hier versiegelt ist. Der parazelluläre Weg für die Diffusion von Wasser und Ionen steht somit nicht zur Verfügung **(Diffusionsbarriere).**

Kubisches Epithel kommt u.a. in vielen kleinen Drüsengängen, im Peritonealepithel des Ovars sowie im Follikelepithel der Schilddrüse vor.

Einschichtiges prismatisches Epithel

Welche der dargestellten Strukturen dient der Oberflächenvergrößerung?

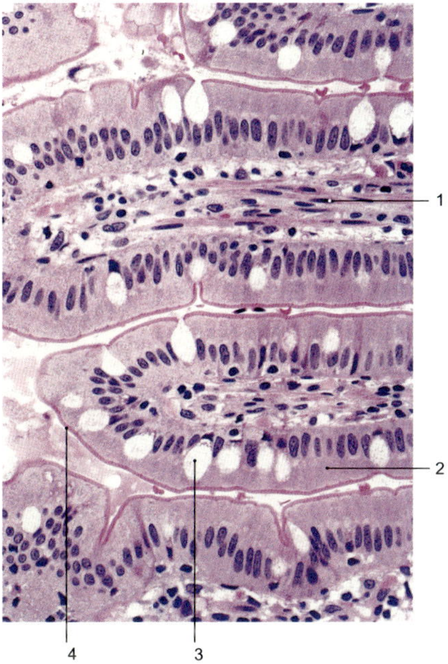

Abb. 2.4 Dünndarm. Mensch, 380x, Plastikschnitt, H.E.-Färbung. [R170-3]

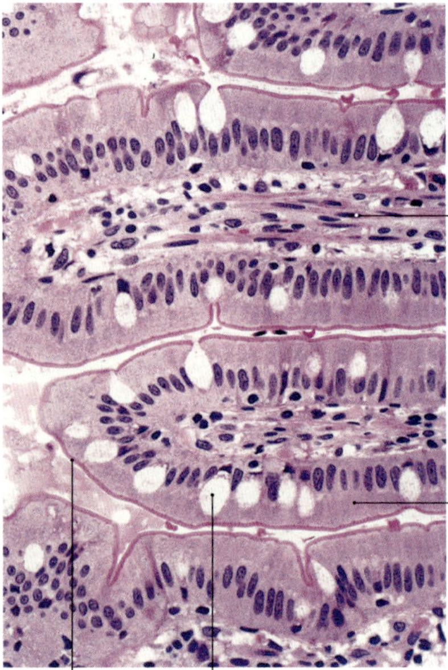

Abb. 2.5 Dünndarm. Mensch, 380x, Plastikschnitt, H.E.-Färbung. [R170-3]

a

Als **Bürstensaum** bezeichnet man fingerförmige Zytoplasma-Ausstülpungen der Epithelzelle (Mikrovilli) am apikalen Zellpol.

i

Einschichtige prismatische Epithelzellen kommen mit Kinozilien in der Tuba uterina sowie im Uterus vor. Im Magen-Darm-Kanal und in der Gallenblase tragen sie dagegen keine Kinozilien.

Zweireihiges prismatisches Epithel mit Stereozilien

Was ist die Funktion der mit * markierten Zellen?

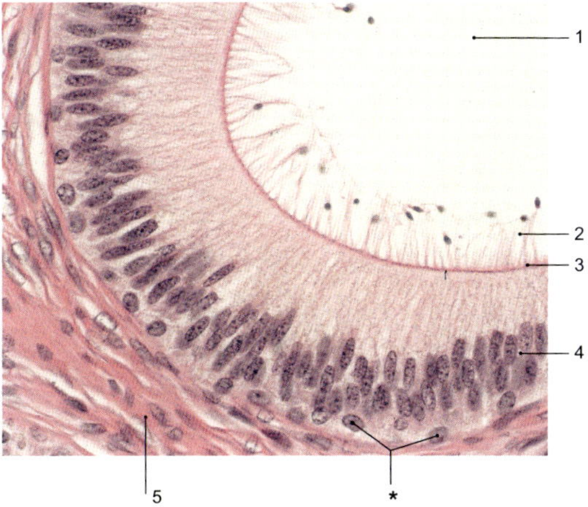

Abb. 2.6 Nebenhodengang. Mensch, 500x, H.E.-Färbung. [R170-3]

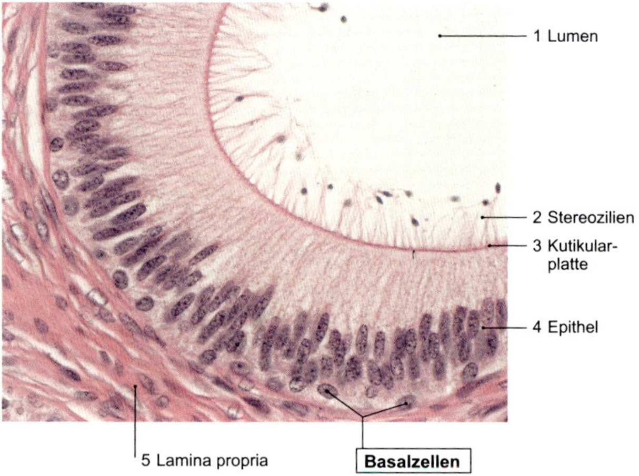

Abb. 2.7 Nebenhodengang. Mensch, 500x, H.E.-Färbung. [R170-3]

Die mit * gekennzeichneten Zellen werden als **Basalzellen** bezeichnet. Diese Reservezellen stehen als Ersatz für abgestorbene Epithelzellen zur Verfügung.

Mehrreihiges prismatisches Epithel mit Kinozilien und Becherzellen

Definieren Sie die Funktion der mit * gekennzeichneten Struktur.

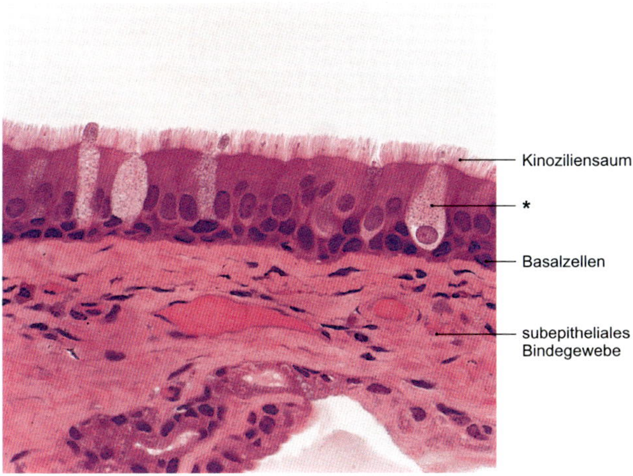

Abb. 2.8 Trachea. Rhesusaffe, 500x, Plastikschnitt, H.E.-Färbung. [R170-3]

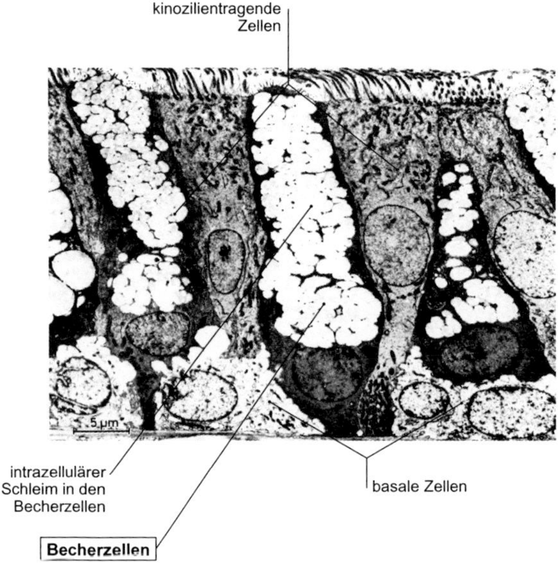

Abb. 2.9 Septum nasi. Kaninchen, 2.700x, EM. [R252]

Bei der mit * markierten Struktur handelt es sich um **Becherzellen.** Diese intraepithelialen Drüsenzellen erscheinen im lichtmikroskopischen Bild typischerweise becherförmig und weisen einen basalen dreieckigen Zellkern auf. Becherzellen dienen der Produktion von Muzinen (Schleim), die durch Exozytose an der Zelloberfläche freigesetzt werden. Dadurch bildet sich ein zusammenhängender Schleimfilm, der als Schutzschicht die Epitheloberfläche bedeckt.

Mehrschichtiges unverhorntes Plattenepithel

Wo findet sich (außer im hier dargestellten Analkanal) unverhorntes Plattenepithel?

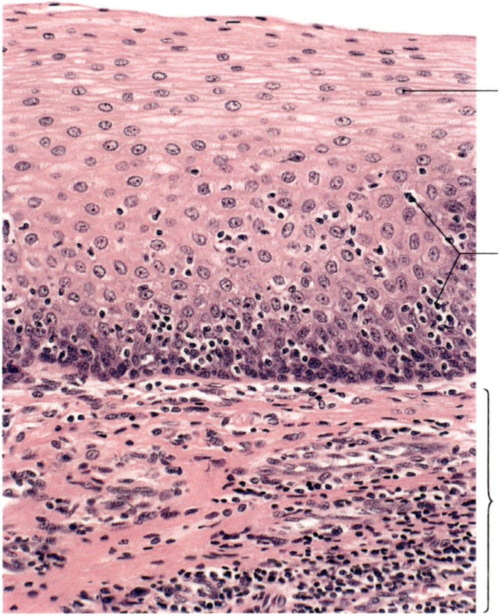

Abb. 2.10 Analkanal. Mensch, 260x, H.E.-Färbung. [R170-3]

a

Mehrschichtiges unverhorntes Plattenepithel findet sich zu Beginn und am Ende des Verdauungssystems (Mundhöhle, Speiseröhre, Analkanal), auf der Plica vocalis des Kehlkopfes, am Ausgang der Harnröhre, an der Wand der Vagina, auf der Portio vaginalis uteri der Cervix uteri und an der freien Oberfläche des Augapfels (Hornhaut, Bindehaut).

Mehrschichtiges verhorntes Plattenepithel

14

Was versteht man unter dem Stratum lucidum?

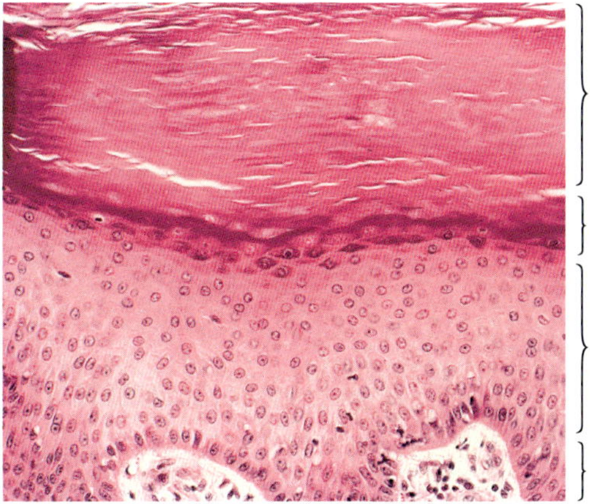

Abb. 2.11 Handfläche. Mensch, 160x, H.E.-Färbung. [R170-3]

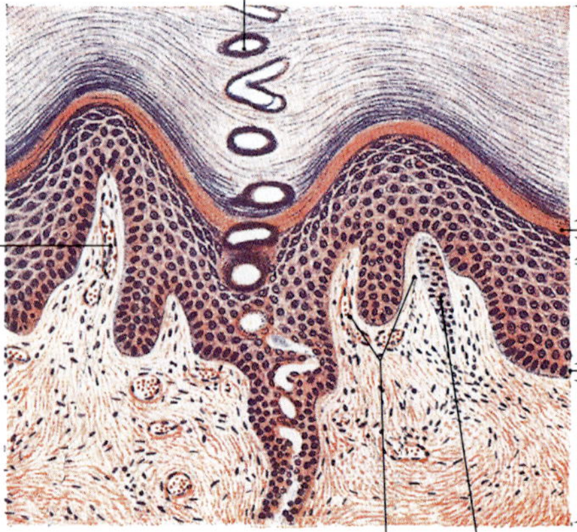

Abb. 2.12 Leistenhaut. Mensch, 170x, Zeichnung nach H.E.-Färbung. [R252]

Als **Stratum lucidum** bezeichnet man die eosinophil anfärbbare Schicht zwischen Stratum granulosum und Stratum corneum der Epidermis. Diese Schicht findet sich ausschließlich in der Leistenhaut und enthält Übergangsstadien zwischen Keratinozyten und Hornzellen mit schattenhaften Kernresten.

Wenn die Epitheloberfläche direkt der Außenwelt ausgesetzt ist und somit die Gefahr der Austrocknung besteht, kommt es zur Differenzierung der obersten Zelllagen zu **Hornzellen (Stratum corneum)**.

Übergangsepithel

Durch welche Besonderheiten des Epithels wird die Dehnungsfähigkeit des hier gezeigten Epitheltyps gewährleistet?

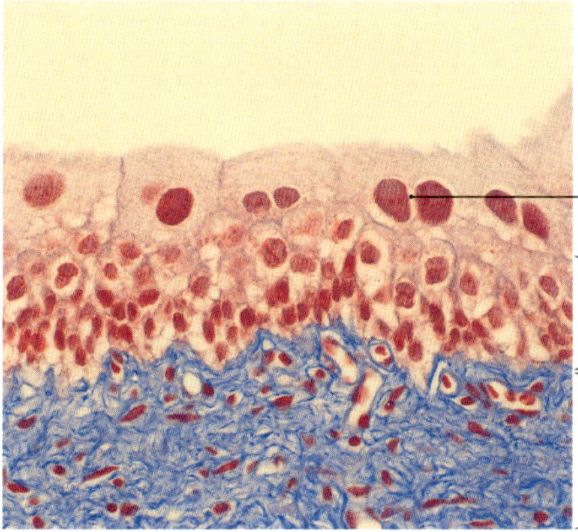

Abb. 2.13 Harnblase ungedehnt. Tenrek, 450x, Azan-Färbung. [R170-3]

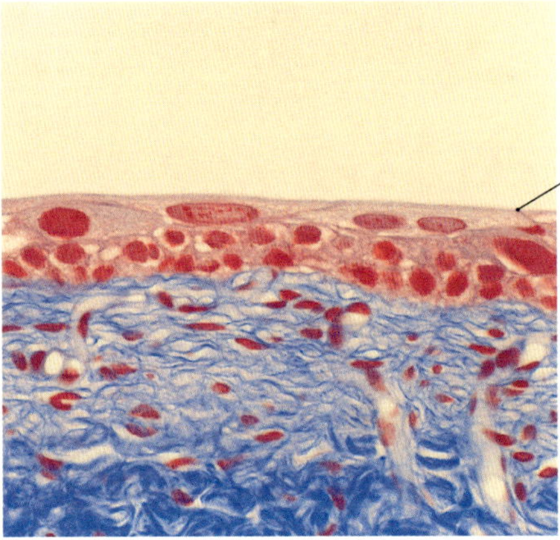

Abb. 2.14 Harnblase gedehnt. Tenrek, 500x, MASSON-Trichrom-Färbung. [R170-3]

a

Im Zytoplasma der **Deckzellen des Urothels** finden sich abgeflachte Vesikel, deren Membran eine Reserve für die apikale Zellmembran darstellt. Bei Dehnung wandern diese an die Apikalmembran und werden dort eingefügt, während bei Erschlaffung apikale Membranareale durch Endozytose ins Zytoplasma zurückverlagert werden.

Mesenchym

Zu welchen Zelltypen kann sich ein Fibroblast differenzieren?

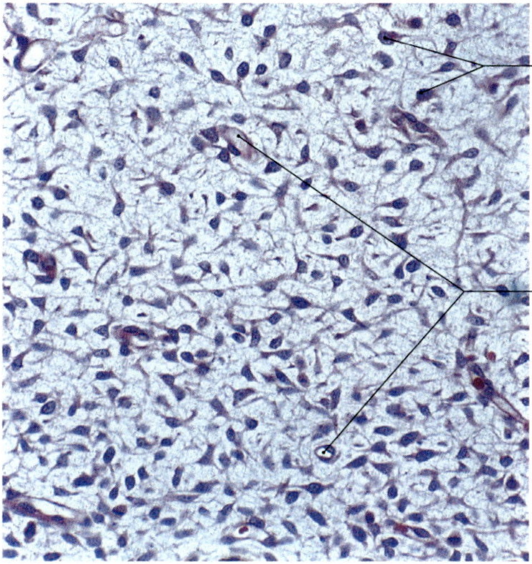

Abb. 2.15 Mesenchym. Mensch, 250x, H.E.-Färbung. [R170-3]

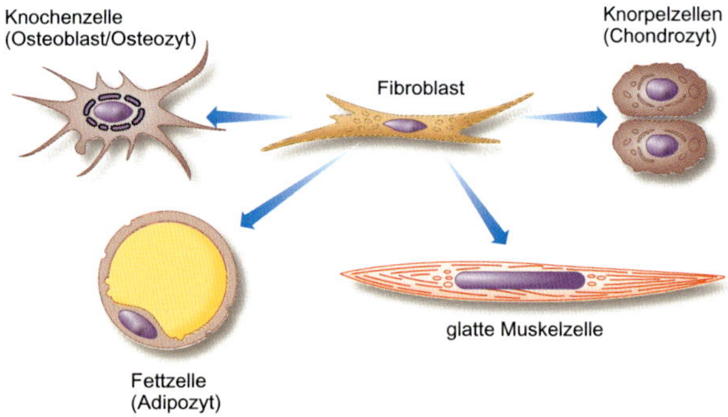

Abb. 2.16 Familie der Bindegewebszellen. [L141]

a

Aus einem Fibroblasten, der ursprünglich aus einer Mesenchymzelle hervorgegangen ist, können sich über unterschiedliche Differenzierungswege **Fettzellen, Muskelzellen, Knorpelzellen** und **Knochenzellen** (Osteoblasten) entwickeln.

Lockeres Bindegewebe

Was ist die Funktion von lockerem Bindegewebe?

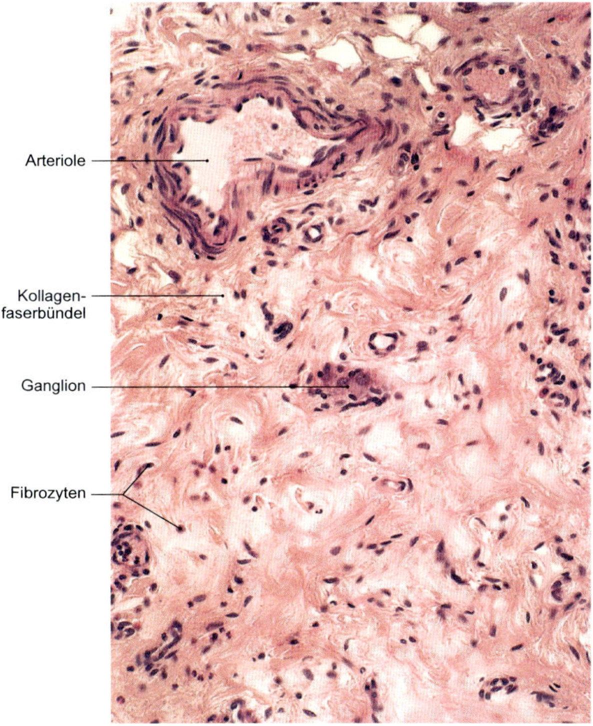

Abb. 2.17 Submukosa des Jejunums. Mensch, 250x, H.E.-Färbung. [R170-3]

a

Histologisch kann man **lockeres Bindegewebe** an den vereinzelt liegenden Zellen **(Fibrozyten)** und den gewellt verlaufenden Kollagenfaserbündeln erkennen. Es dient als „Füllgewebe" zwischen verschiedenen Gewebestrukturen und wird deshalb auch als **interstitielles Bindegewebe** bezeichnet.
Weiterhin bildet es das stabilisierende Stroma von epithelialen Organen und dient dem Einbetten von Blut- und Lymphgefäßen, Nerven und anderen freien Zellen.

Straffes Bindegewebe

Wo findet man straffes, geflechtartiges Bindegewebe?

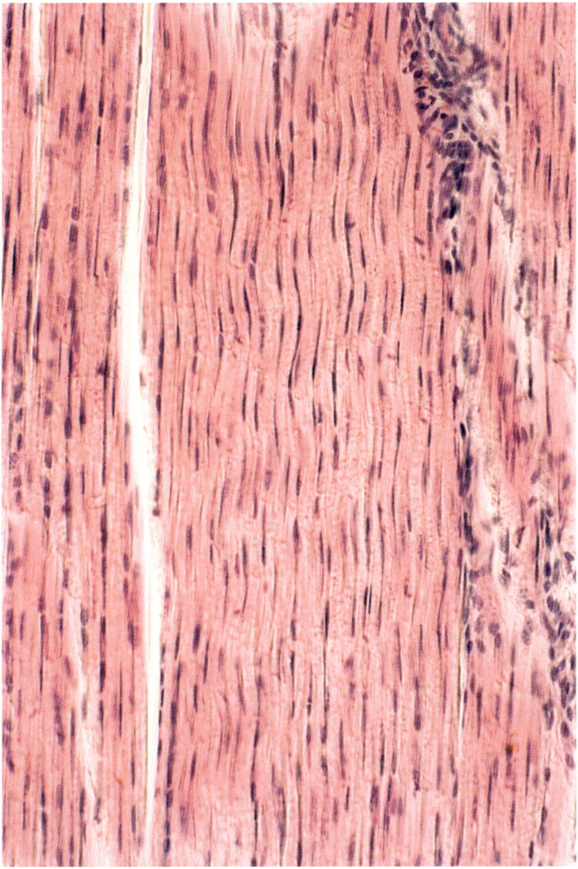

Abb. 2.18 Straffes, parallelfaseriges Bindegewebe im Längsschnitt (Sehne). Mensch, 95x, H.E.-Färbung. [R170-3]

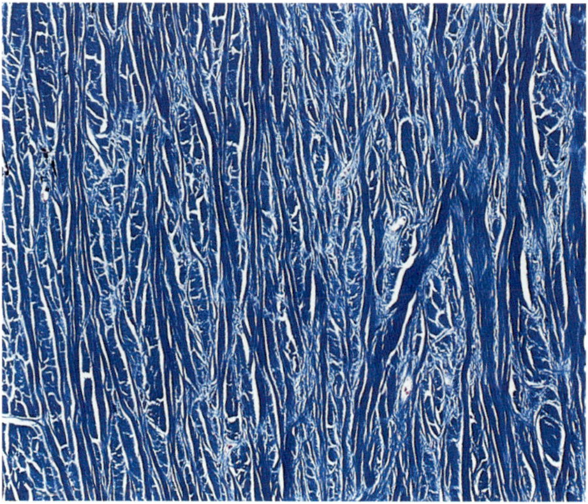

Abb. 2.19 Äußere Augenhaut. Rind, 150x, MASSON-Trichrom-Färbung. [R170-3]

a

Straffes, geflechtartiges Bindegewebe findet sich in der **Sklera** (äußere Augenhaut), in der **Dura mater** (harte Hirnhaut) sowie in **vielen Organkapseln.**

Gallertiges Bindegewebe

Woraus besteht die Interzellularsubstanz im gallertigen Bindegewebe hauptsächlich?

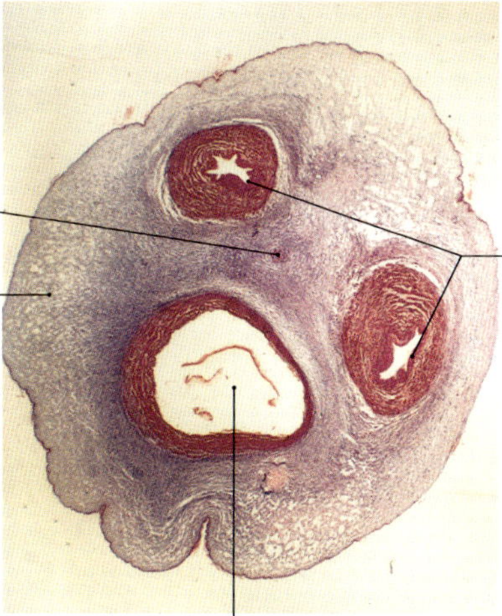

Abb. 2.20 Reife Nebelschnur im Querschnitt. Mensch, 5x, Azan-Färbung. [R170-3]

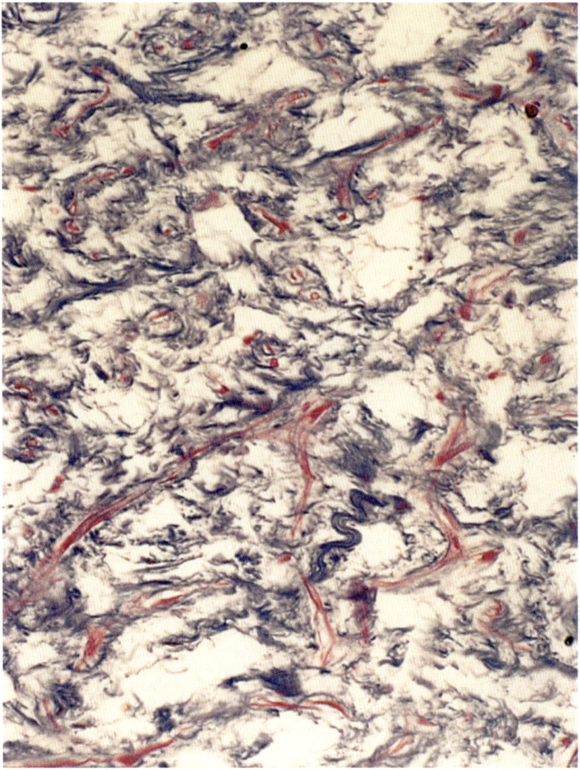

Abb. 2.21 Nabelschnur. Mensch, 380x, Azan-Färbung. [R170-3]

a

Die Interzellularsubstanz von **gallertigem Bindegewebe** besteht v.a. aus Hyaluronsäure, Proteoglykanen und verschiedenen Glykoproteinen, die als **Grundsubstanz** zusammengefasst werden. Außerdem treten stark gewellte Kollagenfasern auf.

Weißes univakuoläres Fettgewebe

Welcher Begriff beschreibt die typische Morphologie von Adipozyten des weißen Fettgewebes?

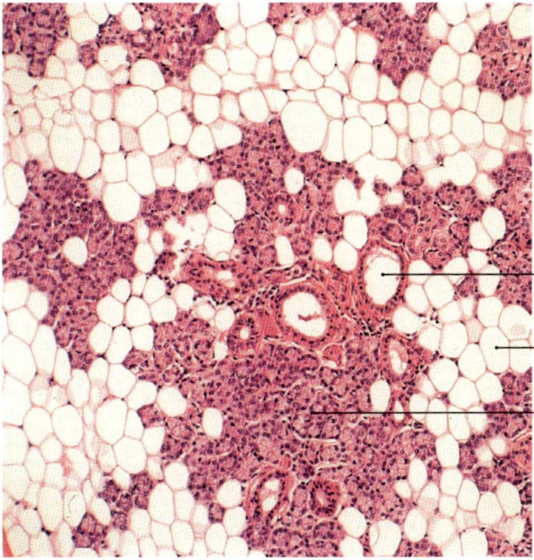

Abb. 2.22 Glandula parotis. Mensch, 130x, H.E.-Färbung. [R170-3]

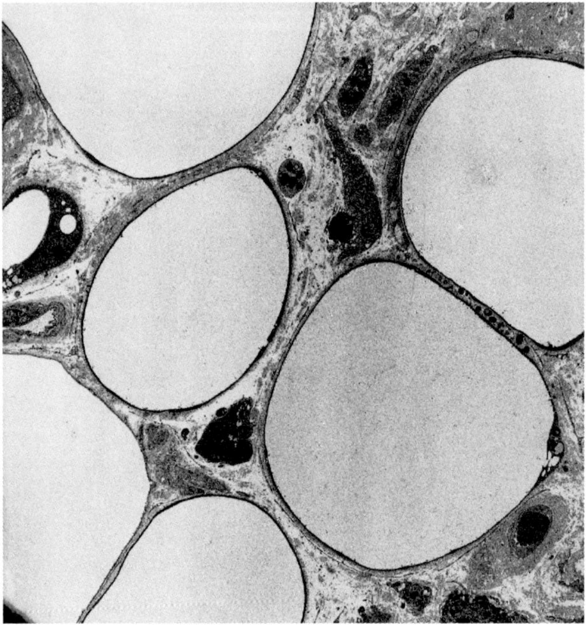

Abb. 2.23 Weiße Fettzellen der Haut. Ratte, 1.555x, EM. [R252]

Adipozyten beschreibt man aufgrund ihres randständigen Zellkerns und ihres großlumigen Zytoplasmas (Lipidtröpfchen) als **siegelringförmig.**

Der Lipidtropfen des Adipozyten ist genau genommen keine Vakuole, da diese per definitionem von einer Biomembran umgeben sein muss.
Im Gegensatz dazu ist der **Lipidtropfen** von einer monomolekularen Phospholipidschicht und Intermediärfilamenten (z.B. Vimentin) umgeben.

Braunes plurivakuoläres Fettgewebe

Definieren Sie Funktion und Vorkommen von braunem Fettgewebe.

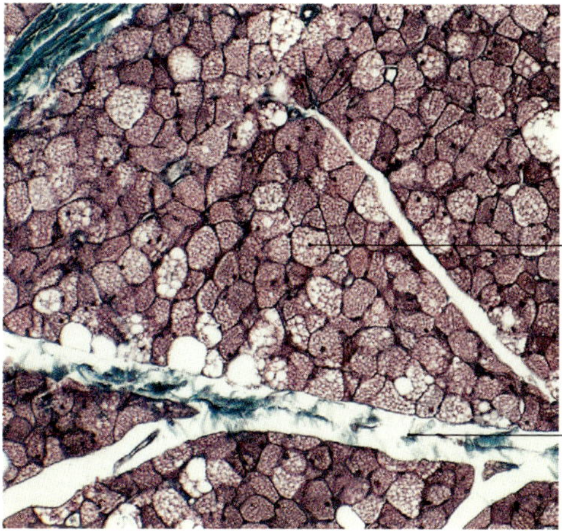

Abb. 2.24 Braunes Fettgewebe. Rhesusaffe, 250x, GOLDNER-Färbung. [R170-3]

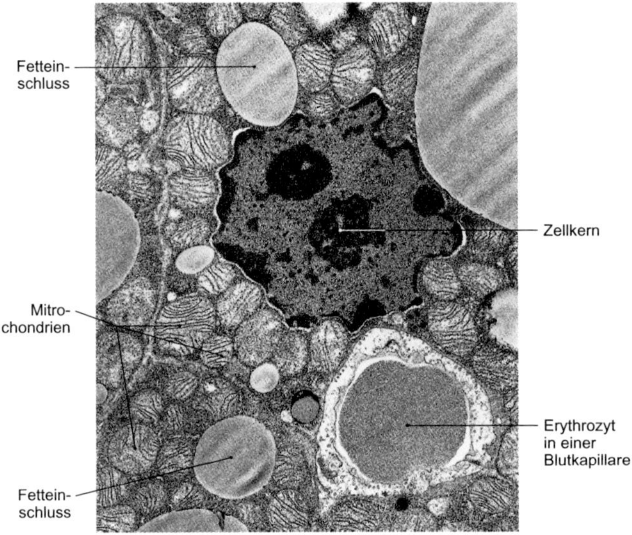

Abb. 2.25 Plurivakuoläre Fettzellen. Maus, 12.800x, EM. [R252]

a

Braunes Fettgewebe dient v.a. der **Thermogenese** (Erwärmung des Organismus) von Neugeborenen und Säuglingen. Beim Erwachsenen kommt es nur noch an wenigen Orten vor (z.B. in mediastinalem Bindegewebe, Achselhöhle, Schulter- und Nackenregion).

i

Die typische Färbung resultiert aus einem sehr hohen Gehalt an **braunen Cytochromen,** die sich in den Mitochondrien der Fettzellen befinden.

Fetaler Knorpel

Woran erkennt man fetalen Knorpel typischerweise im lichtmikroskopischen Bild?

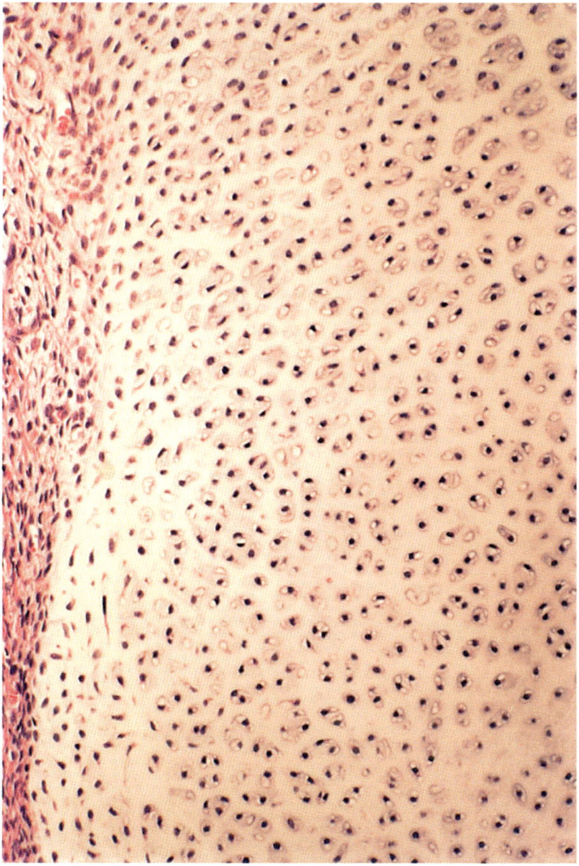

Abb. 2.26 Fetaler Knorpel. Mensch, 240x, H.E.-Färbung. [R170-3]

a

Fetalen Knorpel erkennt man an den **zahlreichen spindelförmigen, rundlichen oder auch sternförmigen Knorpelzellen,** die gleichmäßig in der Matrix verteilt sind. Typische Chondrone sind noch nicht nachweisbar. Blutgefäße können im fetalen Knorpel vorkommen. Aus einem Großteil des fetalen Knorpels entstehen durch **chondrale Osteogenese** (Ossifikation) zahlreiche Knochen des Extremitätenskeletts.

i

Chondrone, die auch als **Territorien** bezeichnet werden, setzen sich aus einzelnen Knorpelzellgruppen und einem Knorpelhof zusammen.
Im Gegensatz dazu sind **Lakunen** Knorpelzellhöhlen mit einzeln darin vorkommenden Knorpelzellen.

Hyaliner Knorpel

Wo kommt hyaliner Knorpel vor?

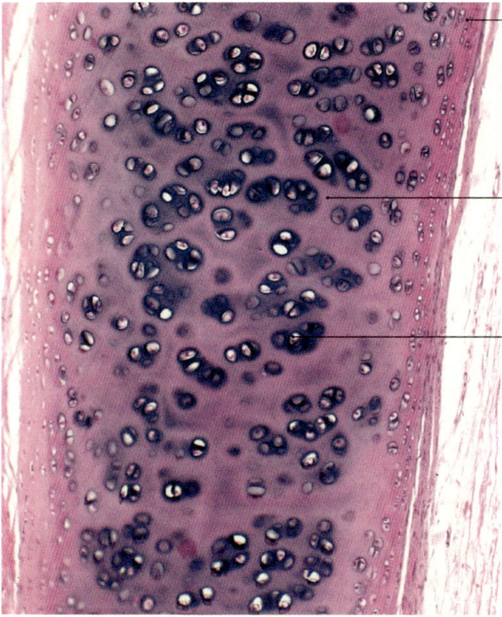

Abb. 2.27 Hyaliner Knorpel. Rhesusaffe, 200x, Plastikschnitt, H.E.-Färbung. [R170-3]

Hyaliner Knorpel ist der beim erwachsenen Menschen am häufigsten auftretende Knorpeltyp. Er ist im Schnittbild durchscheinend (griech. hyalos = Glas) und von weißbläulicher Eigenfärbung.
Er weist die typische Gliederung in Territorien auf und kommt v.a. in der **Wand der Atemwege,** in Teilen des Nasenskeletts, am Ansatz der Rippen und auf **Gelenkflächen** vor.

Im **Alter** findet man im hyalinen Knorpel oft degenerativen Abbau durch Veränderungen der Proteoglykane (Wasserverlust). Es kommt dabei zur Demaskierung von Kollagenfibrillen **(Asbestfasern)** sowie zur Verkalkung und zum Untergang von Zellen.

Elastischer Knorpel

Wo kommt elastischer Knorpel vor?

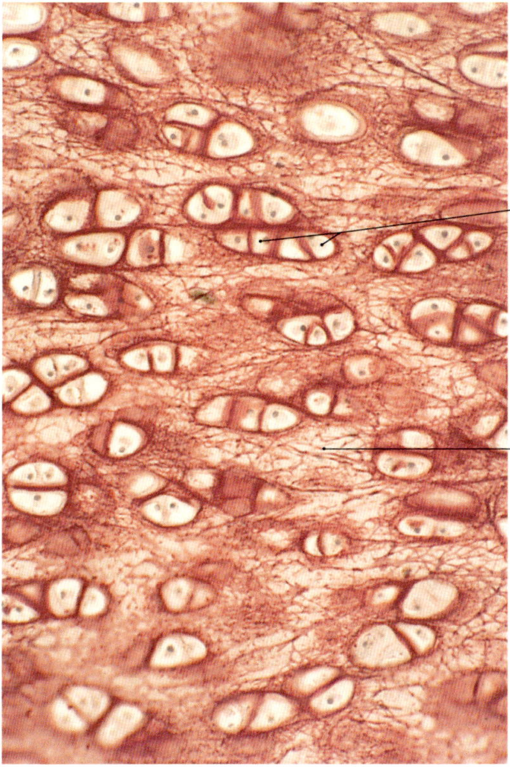

Abb. 2.28 Elastischer Knorpel. Schwein, 250x, Resorcin-Fuchsin-Färbung. [R170-3]

Elastischer Knorpel kommt in der **Ohrmuschel,** der **Tuba auditiva,** der **Epiglottis,** den kleinen **Bronchialknorpeln** sowie in Teilen des Kehlkopfskeletts (z.B. Stellknorpel) vor.
Grundsätzlich findet man im elastischen Knorpel einen sehr ähnlichen Aufbau wie im hyalinen Knorpel, wobei die einzelnen **Chondrone** aber **oft kleiner** und reihenförmig angeordnet sind. Zusätzlich sind sie von elastischen Fasern umsponnen **(elastisches Fasernetz).**

Durch den hohen Anteil elastischer Fasern hat dieser Knorpel eine **gelbliche Eigenfärbung** (ähnlich den Ligamenta flava der Wirbelsäule).

Faserknorpel

Wo kommt Faserknorpel vor?

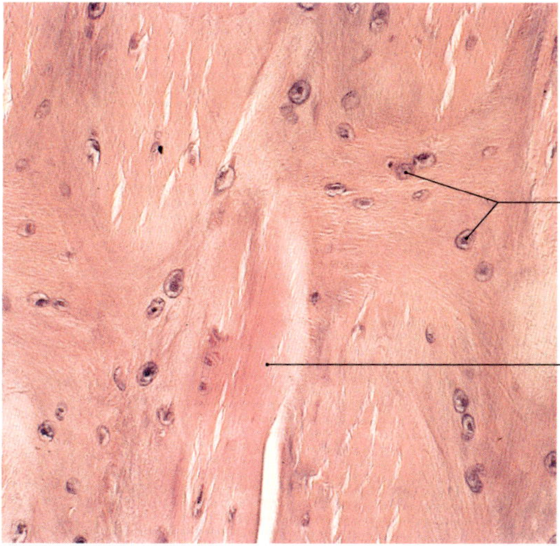

Abb. 2.29 Faserknorpel. Mensch, 250x, H.E.-Färbung. [R170-3]

Faserknorpel findet man als inneren Anteil des **Anulus fibrosus** der Zwischenwirbelscheiben, in der Symphysis pubica, an **Disci** und **Menisci** von Gelenken sowie im Bereich von Sehnenansätzen am Knochen.
Im Faserknorpel sind histologische und funktionelle Merkmale von straffem Bindegewebe **(Zugfestigkeit)** und Knorpel **(Druckelastizität)** miteinander vereint. In den Lücken zwischen den Kollagenfasern kommen kleine Chondrone oder einzelne Knorpelzellen in einer Knorpelmatrix mit Kollagen Typ II vor. Die einzelnen Chondrozyten besitzen häufig einen schmalen, basophilen Hof.

Im histologischen Schnittbild erkennt man Faserknorpel häufig an seinem typischen Faserverlauf **(Fischgrätenmuster).**

Knochen 1

Geben Sie einen Überblick über die Funktion der gezeigten Zelltypen.

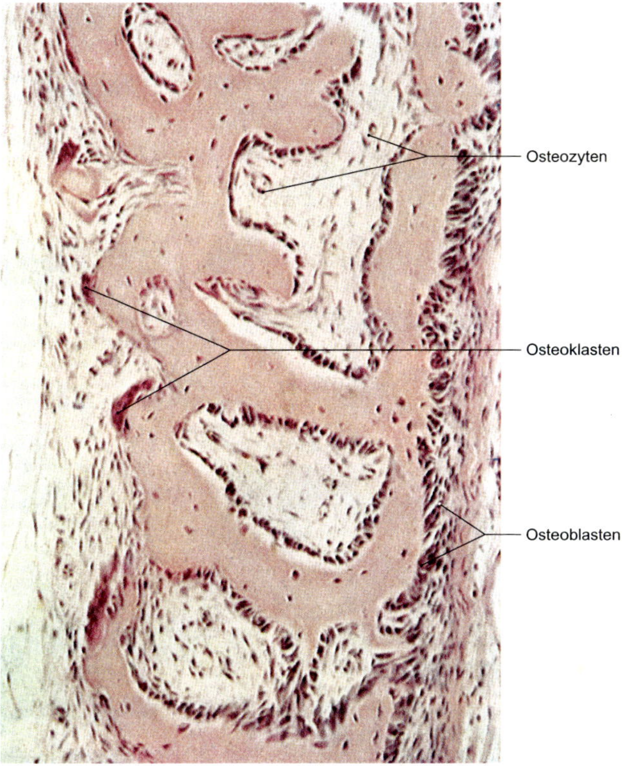

Abb. 2.30 Knochenbälkchen aus dem Unterkiefer. Hundefetus, 95x, H.E.-Färbung. [R252]

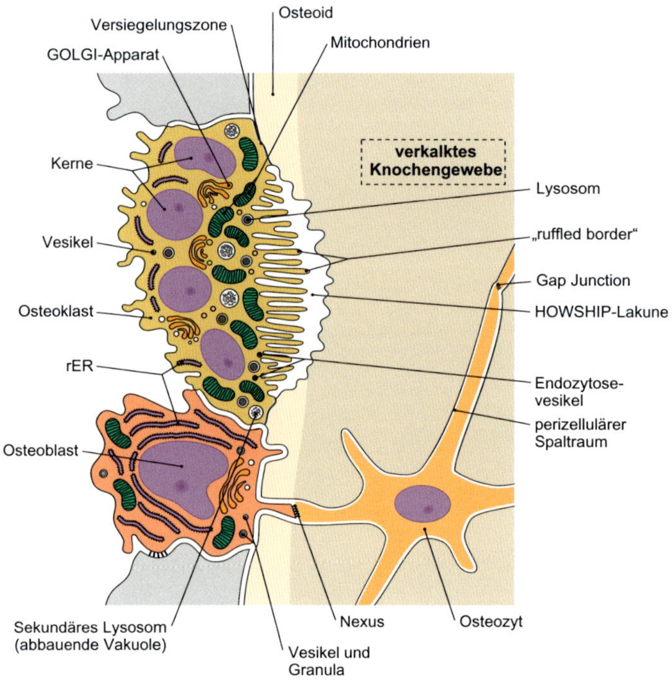

Abb. 2.31 Osteoblasten, Osteoklasten und Osteozyten. [L107]

a

Während **Osteoblasten** den Knochen aufbauen und **Osteozyten** die zelluläre Substanz des mineralisierten Knochens darstellen, sind **Osteoklasten** für den Knochenabbau verantwortlich.

Knochen 2

Was sind die HAVERS-Kanäle?

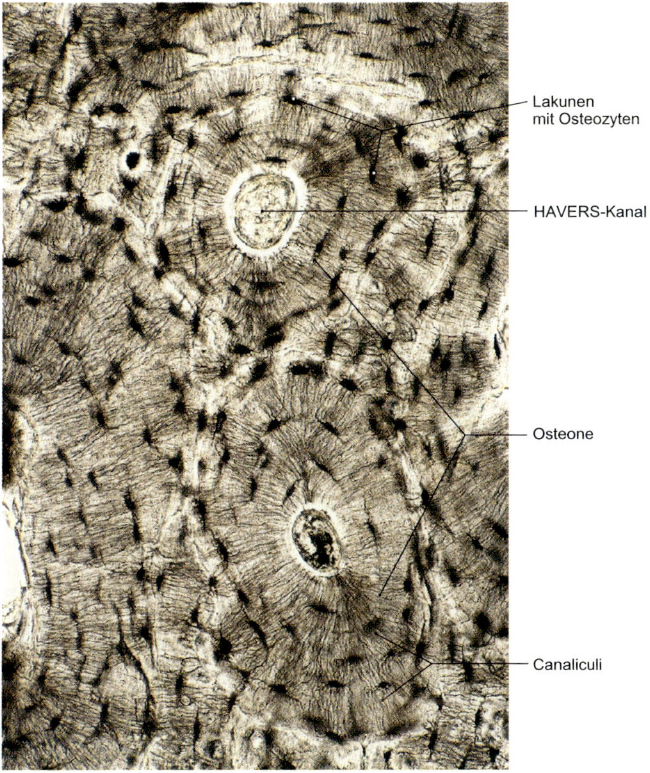

Abb. 2.32 Osteone in der Femurdiaphyse. Mensch, 260x, ungefärbter Knochenschliff (quer). [R170-3]

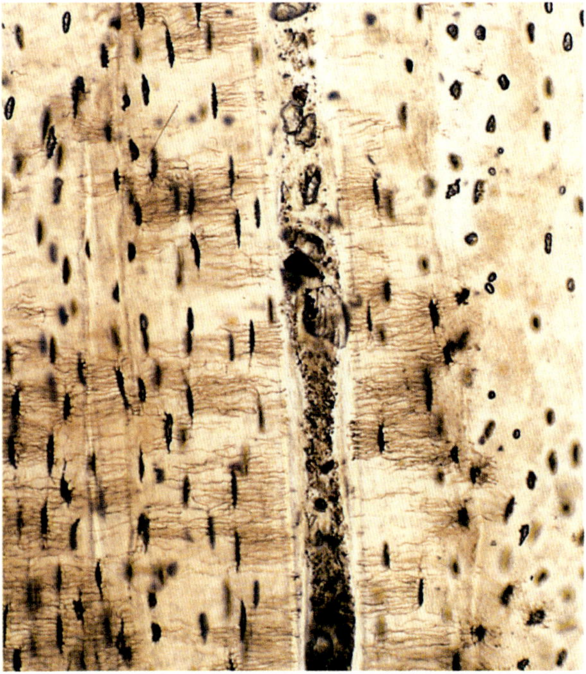

Abb. 2.33 HAVERS-Kanal, Fingerknochen. Mensch, 100x, ungefärbter Knochenschliff (längs). [R170-3]

a

Die nach dem Londoner Anatomen Havers benannten, **longitudinal verlaufenden** und zentral im Osteon liegenden **Knochenkanäle** beinhalten Gefäßkapillaren, Bindegewebszellen (Endost) sowie gelegentlich einzelne Nervenfasern.
Als **Osteon (HAVERS-System)** bezeichnet man etwa 5–20 Knochenlamellen, die konzentrisch um einen HAVERS-Kanal angeordnet sind. HAVERS-Systeme bilden die Kompakta des Knochens, während die Spongiosa aus einzelnen Knochenbälkchen aufgebaut ist.

Glatte Muskulatur

Beschreiben Sie den ultrastrukturellen Aufbau einer glatten Muskelzelle.

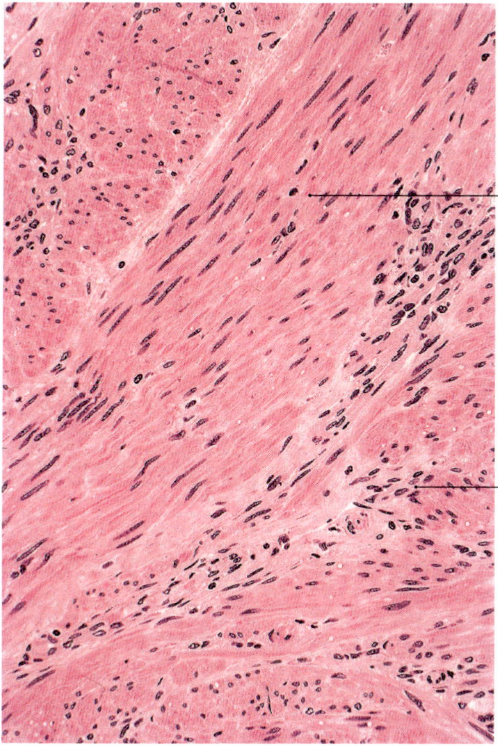

Abb. 2.34 Uterus. Mensch, 230x, H.E.-Färbung. [R170-3]

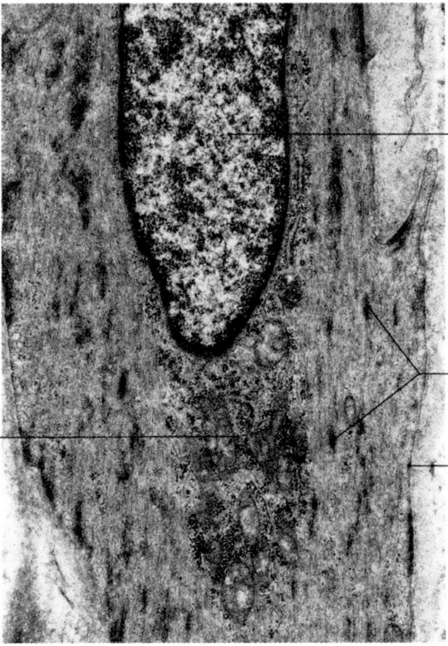

Abb. 2.35 Bronchus. Mensch, 20.700x, EM. [R252]

Ultrastrukturell kann man in einer **glatten Muskelzelle** folgende Bestandteile unterscheiden:

- longitudinal orientierte Filamente
- Verdichtungszonen im Zytoplasma (entsprechen den Z-Streifen der Skelettmuskulatur)
- zahlreiche Kaveolen (Grübchen in der Plasmamembran)
- gelegentlich glatte Schläuche (sarkoplasmatisches Retikulum)
- Mitochondrien
- Ribosomen
- raues ER
- Zellkern
- Gap Junctions

Skelettmuskulatur

Was ist ein typisches Erkennungsmerkmal längs geschnittener Skelettmuskulatur?

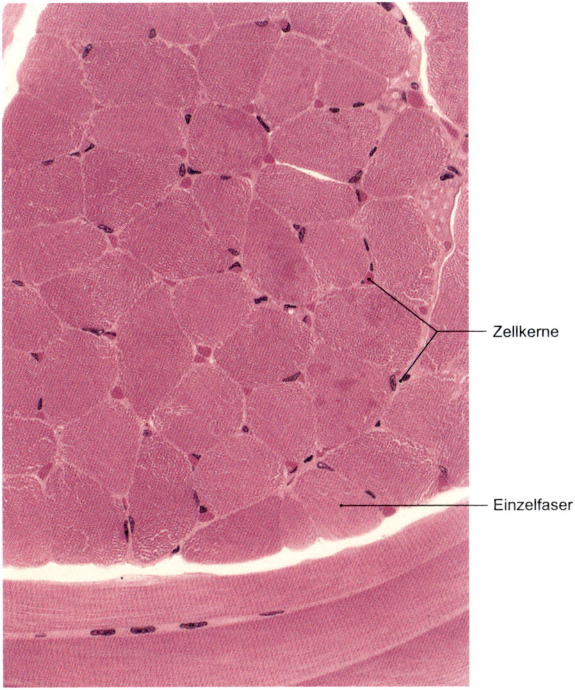

Abb. 2.36 Skelettmuskulatur im Querschnitt (Bündel von Einzelfasern). Mensch, 320x, H.E.-Färbung. [R170-3]

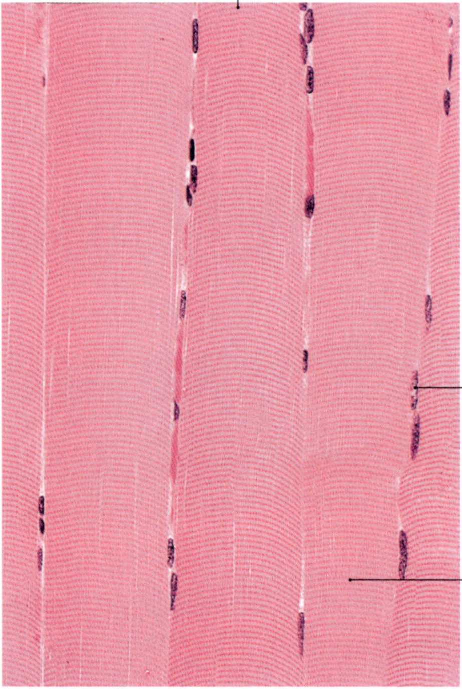

Abb. 2.37 Skelettmuskulatur im Längsschnitt. Mensch, 320x, H.E.-Färbung. [R170-3]

a

Im Längsschnitt ist Skelettmuskulatur an seiner typischen **Querstreifung** und den **randständigen Zellkernen** deutlich zu erkennen. Pro Muskelfaser treten ca. 50 Zellkerne/mm Faserlänge auf, wobei eine einzelne Muskelfaser mehrere Zentimeter lang sein kann **(Synzytium).**

Ultrastruktur der Skelettmuskulatur (Sarkomer) 30

Welche unterschiedlichen Filamente sind hauptsächlich am Aufbau einer Myofibrille beteiligt?

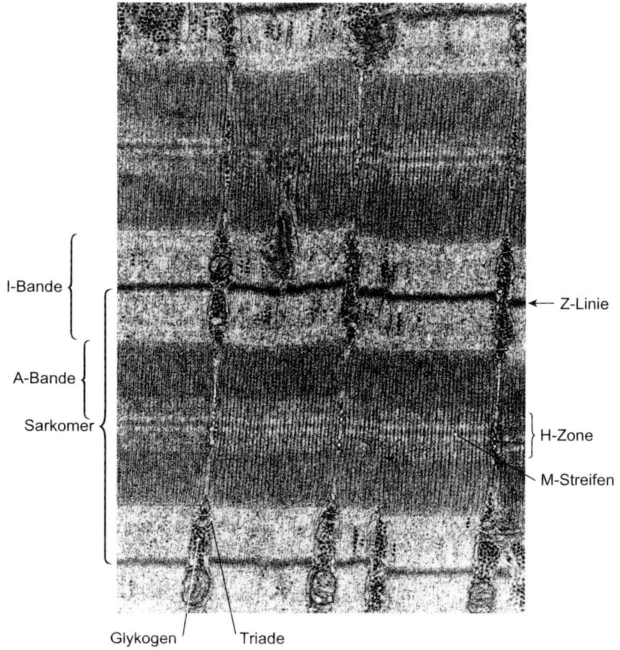

Abb. 2.38 M. gastrocnemius. Ratte, 36.600x, EM. [R170-3]

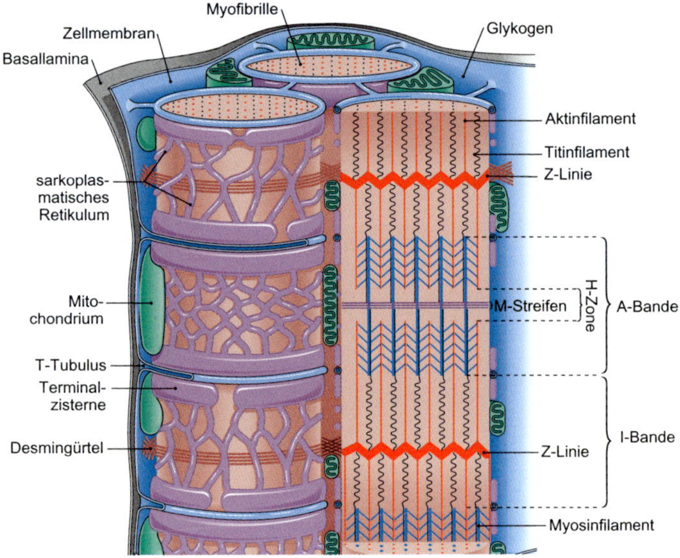

Abb. 2.39 Kontraktiler Apparat und Membranstrukturen der Muskelzelle. [L107, R252]

a

Neben den hier dargestellten Filamenten **Aktin, Myosin** und **Titin** findet man noch zahlreiche weitere filamentäre Proteine, die am Aufbau der Myofibrille beteiligt sind. Dazu gehören z.B. Nebulin, Myomesin, α-Aktinin und weitere.

Herzmuskulatur

Nennen Sie die wichtigsten Unterscheidungsmerkmale der verschiedenen Muskelgewebe.

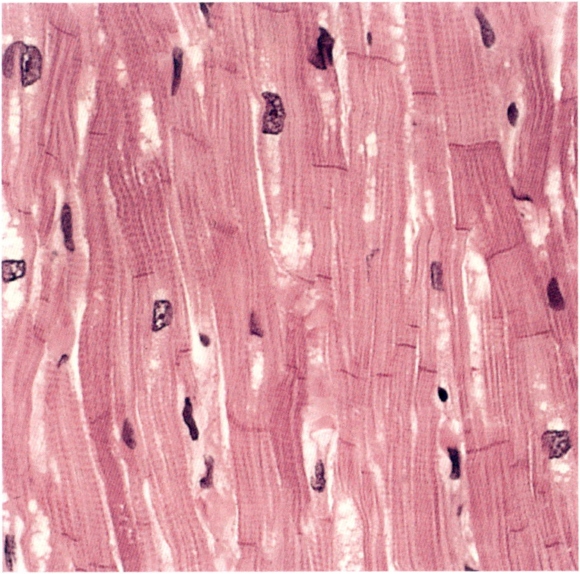

Abb. 2.40 Herz. Mensch, 300x, H.E.-Färbung. [R170-3]

Tab. 2.2 Unterschiede der verschiedenen Muskelarten. [R170-3]

Gewebeart	Bauelement	Kernzahl je Bauelement	Lage und Gestalt der Kerne	Fibrillen	Größe des Bauelements	
					Länge	Durchmesser
Skelettmuskulatur	Vielkernige, sehr große, lange Zelle (Synzytium)	Viele Hunderte bis Tausende	Randständig; länglich, abgeflacht	Quergestreift	Wenige Millimeter bis 10 cm	40–100 µm
Herzmuskulatur	Einkernige, verzweigte Zelle	Einer	Zentral in fibrillenfreiem Hof; plump, hell, rundoval	Quergestreift	50–120 µm	15–20 µm
Glatte Muskulatur	Einkernige, meist schlank-spindelförmige oder verzweigte Zelle	Einer	Zentral; länglich-zigarrenförmig	Komplizierte, noch nicht völlig verstandene Anordnung der Myofilamente; keine Querstreifung	20–200 µm (im graviden Uterus bis 800 µm)	3–10 µm

Lars Bräuer, Michael Scholz

Lernkarten Histologie

7. Auflage

139 Lernkarten

ELSEVIER

Elsevier GmbH, Hackerbrücke 6, 80335 München, Deutschland
Wir freuen uns über Ihr Feedback und Ihre Anregungen an books.cs.muc@elsevier.com

ISBN 978-3-437-43624-6

7. Auflage 2020

Wichtiger Hinweis für den Benutzer

Ärzte/Praktiker und Forscher müssen sich bei der Bewertung und Anwendung aller hier beschriebenen Informationen, Methoden, Wirkstoffe oder Experimente stets auf ihre eigenen Erfahrungen und Kenntnisse verlassen. Bedingt durch den schnellen Wissenszuwachs insbesondere in den medizinischen Wissenschaften sollte eine unabhängige Überprüfung von Diagnosen und Arzneimitteldosierungen erfolgen. Im größtmöglichen Umfang des Gesetzes wird von Elsevier, den Autoren, Redakteuren oder Beitragenden keinerlei Haftung in Bezug auf jegliche Verletzung und/oder Schäden an Personen oder Eigentum, im Rahmen von Produkthaftung, Fahrlässigkeit oder anderweitig, übernommen. Dies gilt gleichermaßen für jegliche Anwendung oder Bedienung der in diesem Werk aufgeführten Methoden, Produkte, Anweisungen oder Konzepte.

Die Abbildungen stammen, soweit nicht anders angegeben, aus:
Welsch, U., Kummer, W. (Hrsg.): Lehrbuch Histologie. 4. Aufl.,
Elsevier GmbH, München 2014.

Bibliografische Information der Deutschen Nationalbibliothek
Die Deutsche Nationalbibliothek verzeichnet diese Publikation in der Deutschen Nationalbibliografie; detaillierte bibliografische Daten sind im Internet über http://www.d-nb.de abrufbar.

23 24 25 26 6 5 4 3

Planung: Dr. Katja Weimann
Projektmanagement: Dr. Andrea Beilmann, Sibylle Hartl
Redaktion: Dr. Nikola Schmidt, Berlin
Layout und Bildbearbeitung: abavo GmbH, Buchloe; Nicola Kerber, Olching
Satz: abavo GmbH, Buchloe
Druck: Drukarnia Dimograf, Bielsko-Biała, Polen
Umschlaggestaltung: SpieszDesign, Neu-Ulm

Aktuelle Informationen finden Sie im Internet unter **www.elsevier.de**

Nervenzelle (Neuron) 1

Welche Neuronentypen können unterschieden werden? Geben Sie Beispiele.

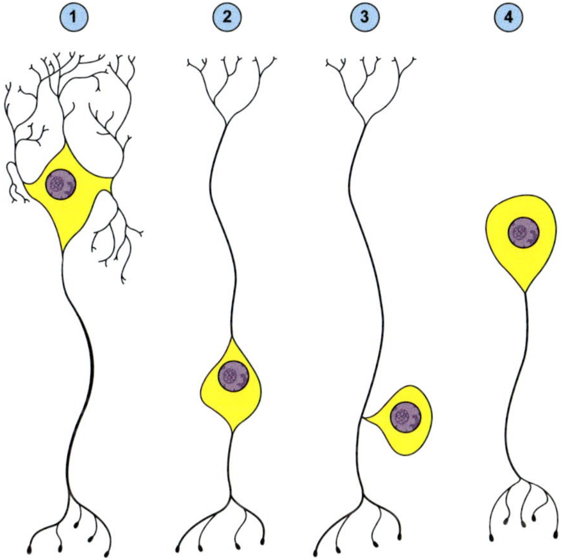

Abb. 2.41 Neuronentypen. [L141]

Tab. 2.3 Klassifikation der Nervenzellen nach der Anzahl ihrer Fortsätze. [R170-3]

Abbildung Vorderseite	Nervenzelltyp	Beschreibung	Beispiele
1	Multipolare Neurone	Viele Dendriten und ein Axon; häufigster Nervenzelltyp im menschlichen Nervensystem	Vorderhornzelle im Rückenmark; vegetative Ganglienzelle
2	Bipolare Neurone	Zwei Fortsätze, die von den gegenüberliegenden Enden eines spindelförmigen Perikaryons abgehen	Ganglion spirale (Kochlea); Retina
3	Pseudounipolare Nervenzelle	Ursprünglich bipolare Zellen, bei denen die Anfangsabschnitte der beiden Fortsätze verschmelzen	Sensorische Ganglienzellen
4	Unipolare Neurone	Ein Fortsatz mit dendritischer und axonaler Funktion; beim Säugetier selten	
	Anaxonische Neurone	Kein Axon; sehr selten	Amakrine Zellen der Retina

Nervenzelle (Neuron) 2

Beschreiben Sie den Aufbau eines Neurons.

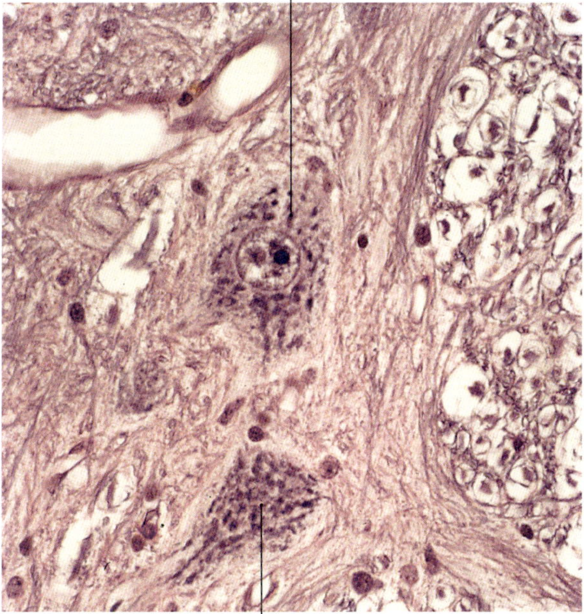

Abb. 2.42 Vorderhorn des Rückenmarks. Makak, 380x, H.E.-Färbung. [R170-3]

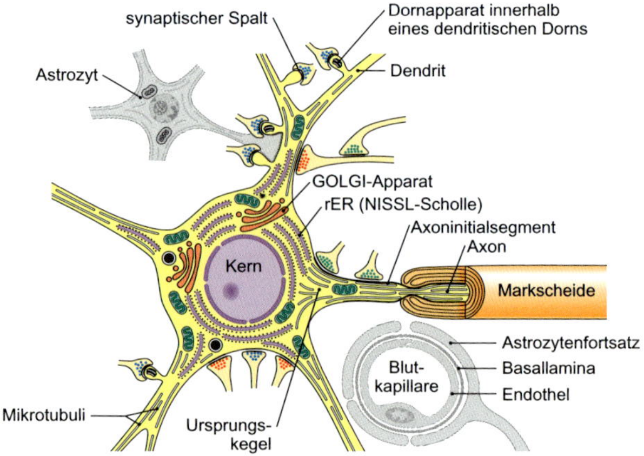

Abb. 2.43 Neuron mit verschiedenen Synapsenformen. [L107]

Ein **Neuron** ist aus folgenden zellulären Bestandteilen aufgebaut:

- Perikaryon: Zellkörper mit Zellkern und Zellorganellen und NISSL-Schollen
- Axon: efferenter Zellfortsatz ohne NISSL-Schollen am Axonhügel
- ein oder mehrere Dendriten: afferente Zellfortsätze

Nervenzellen stehen über **Synapsen** mit ihren jeweiligen Erfolgsorganen oder anderen Nervenzellen in Verbindung. Man unterscheidet elektrische und chemische Synapsen.

Gliazellen im ZNS

Welche Funktionen besitzen die hier dargestellten Gliazelltypen im ZNS?

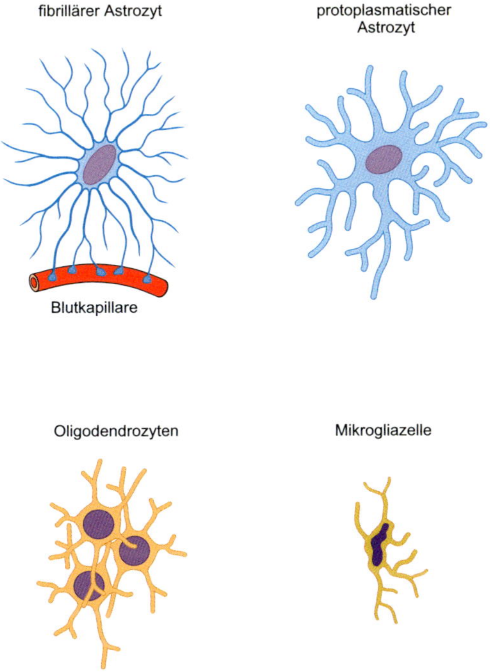

Abb. 2.44 Gliazelltypen im ZNS. [L107]

Tab. 2.4 Gliazellen im ZNS und ihre Funktionen. [R170-3]

Gliazelltyp	Entwicklung	Funktion
Astrozyten	Ektoderm (Neuralrohr)	Blut-Hirn-Schranke, Stützfunktion, Erhaltung des extrazellulären ionalen Milieus, chemische Homöostase, Ernährung, elektrische Isolation, Synapsenfunktion, Narbenbildung nach einer Schädigung des ZNS
Oligodendrozyten	Ektoderm (Neuralrohr)	Zentrale Hüllglia (Verbesserung der Leitungsgeschwindigkeit)
Ependymzellen	Ektoderm (Neuralrohr)	Epithel der Ventrikel; eine spezialisierte Form ist das Epithel des Plexus choroideus.
Mikroglia	Mesoderm (Knochenmark)	Abwehrfunktion, Neuroprotektion

Im peripheren Nervensystem unterscheidet man folgende Gliazellen:

- **SCHWANN-Zellen:** Hüllglia der peripheren Nerven; Ernährung und Erhaltung des extrazellulären ionalen Milieus
- **Mantelzellen:** Ernährung und Isolierung von vegetativen und sensorischen Ganglienzellen

Gliazelle (Astrozyt) 35

Welche zwei Hauptformen der Astrozyten unterscheidet man?

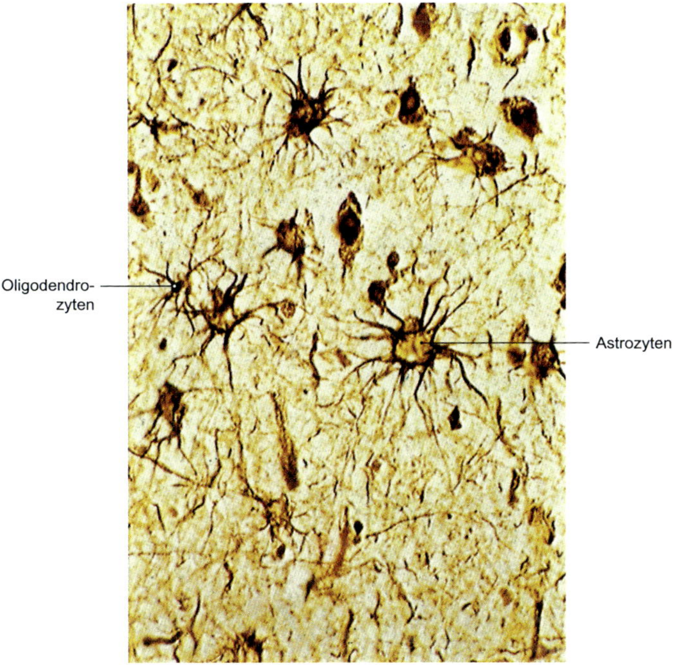

Abb. 2.45 Großhirnrinde. Mensch, 380x, Silberimprägnierung. [R252]

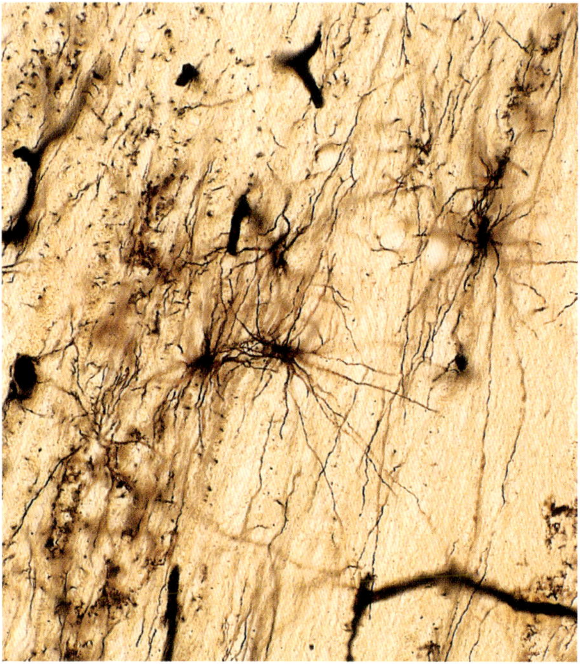

Abb. 2.46 Mark des Kleinhirns. Hund, 240x, GOLGI-Färbung. [R170-3]

a

Man unterscheidet:

- **protoplasmatische Astrozyten:** kurze Zellfortsätze; „Kurzstrahler" (Abbildung Vorderseite)
- **fibrilläre Astrozyten:** lange, dünne Zellfortsätze; „Langstrahler" (Abbildung oben)

Während Kurzstrahler v.a. in der grauen Substanz des ZNS vorkommen, findet man Langstrahler vornehmlich in der weißen Substanz.

Myelinisierung 1

Welche Zellen myelinisieren die Axone im peripheren Nervensystem?

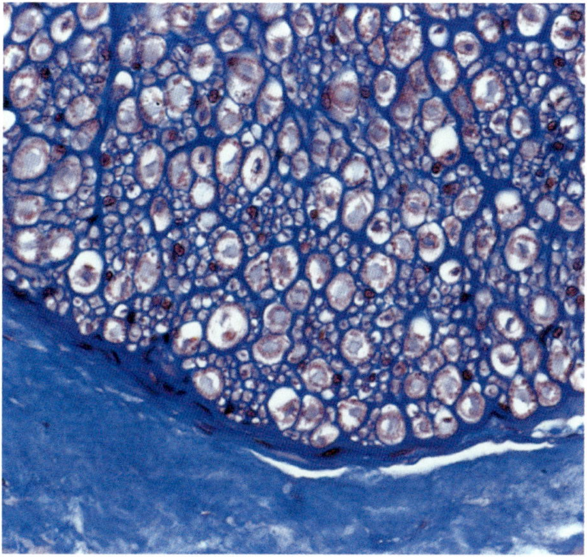

Abb. 2.47 Myelinisierte Nervenfasern im peripheren Nerv im Querschnitt. Mensch, 450x, Azan-Färbung. [R252]

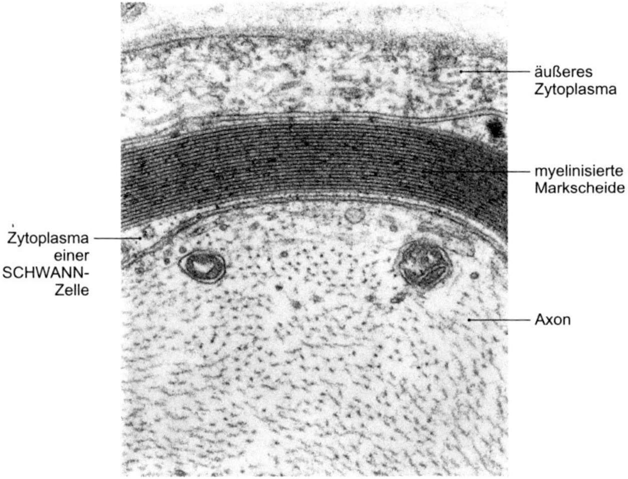

Abb. 2.48 Ultrastruktur der Markscheide einer SCHWANN-Zelle. Ratte, 80.000x, EM. [R170-3]

a

Die Nervenfasern im PNS werden von den **SCHWANN-Zellen** myelinisiert (periphere Gliazelle).
Im ZNS werden die Axone von den **Oligodendrozyten** umscheidet.

i

Der Grad der Myelinisierung definiert die Geschwindigkeit der **saltatorischen Erregungsleitung:** stark myelinisiertes Axon ca. 120 m/s (z.B. Aα-Fasern), markloses Axon ca. 2 m/s (z.B. C-Fasern).

Myelinisierung 2

Beschreiben Sie den ultrastrukturellen Aufbau eines RANVIER-Schnürrings (►).

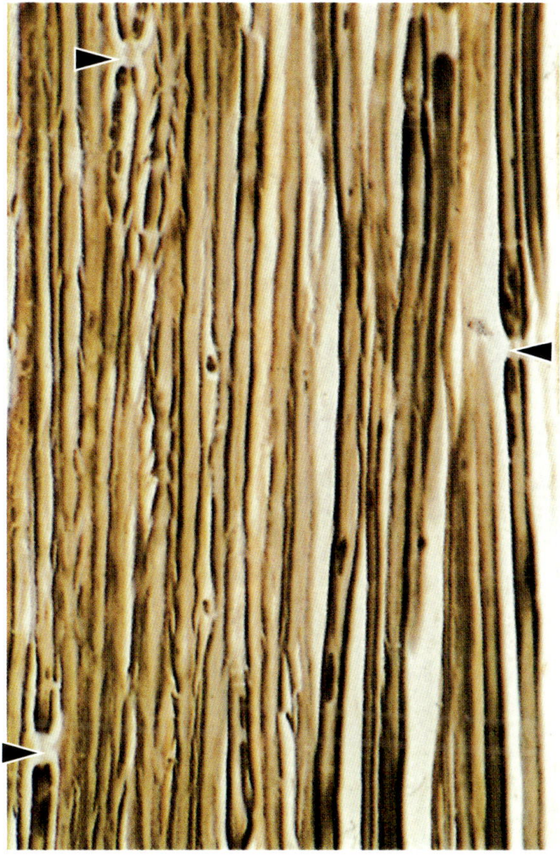

Abb. 2.49 N. ischiadicus (Längsschnitt). Mensch, 240x, Osmiumsäure-Färbung. [R252]

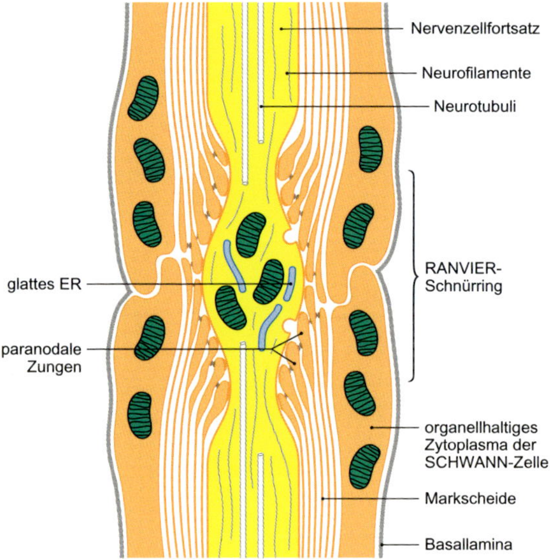

Abb. 2.50 Ultrastruktur eines RANVIER-Schnürrings. [L107]

Lichtmikroskopisch stellen sich **SCHMIDT-LANTERMAN-Einkerbungen** dar. Dabei handelt es sich um segmentierte Zytoplasmaräume, die durch Gap Junctions miteinander verbunden sind.

Aufbau und Funktion eines Lichtmikroskops

Was versteht man unter dem umgangssprachlichen Begriff „Köhlern"?

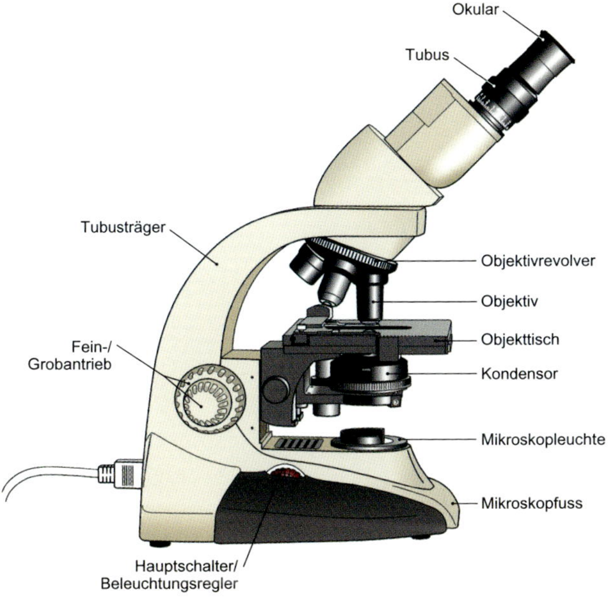

Abb. 0.1 Aufbau des Lichtmikroskops. [T419]

Aufbau und Funktion eines Lichtmikroskops

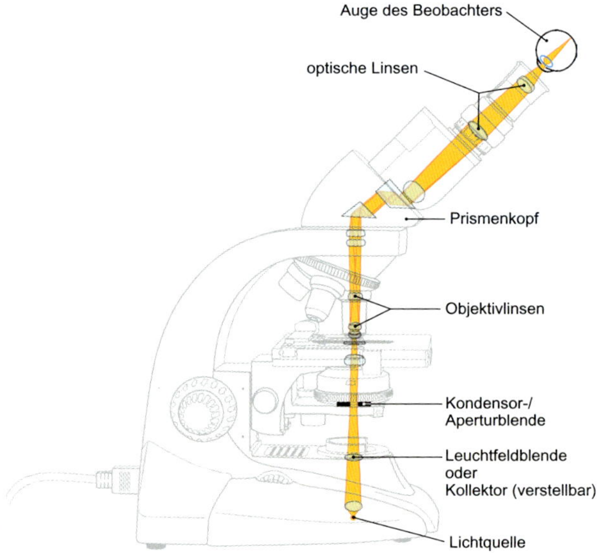

Abb. 0.2 Strahlengang im Lichtmikroskop. [T419]

a

Köhlern bezeichnet die bestmögliche Einstellung der Lichtführung eines Mikroskops nach August Köhler (deutscher Physiker und Optiker). Dadurch wird die Entstehung von Streulicht verhindert und der Lichtstrahl direkt auf den gerade sichtbaren Bereich des Präparats fokussiert.

Haut (Kutis)

Benennen Sie die unterschiedlichen Strukturen und Zellen der Epidermis.

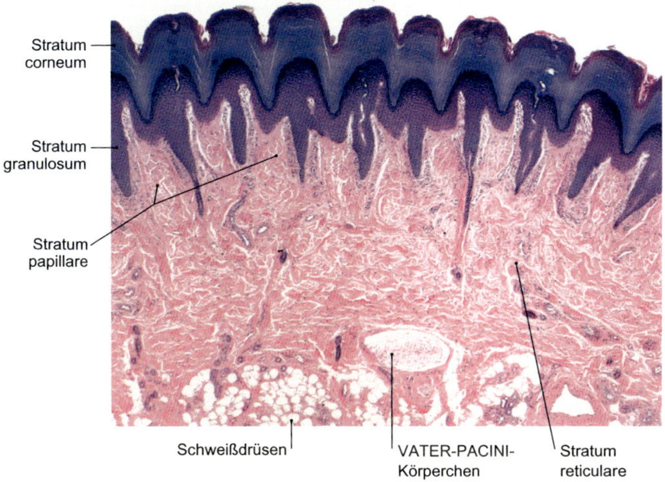

Abb. 2.51 Fingerbeere. Mensch, 45x, H.E.-Färbung. [R170-3]

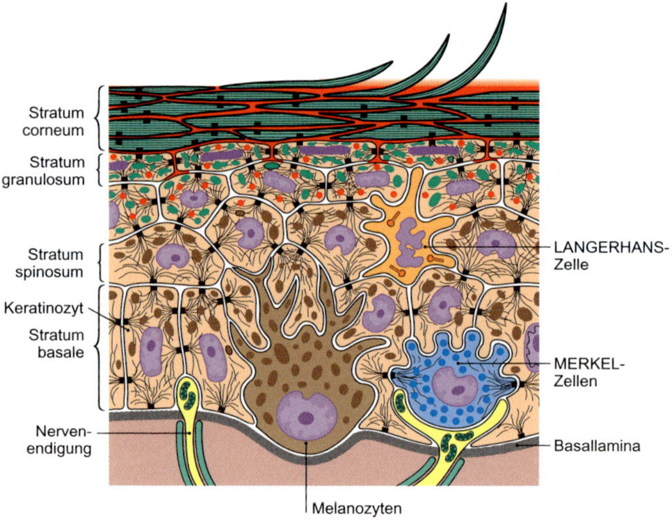

Abb. 2.52 Zelltypen der Epidermis. [L107, R252]

In der Leistenhaut (Handfläche und Fußsohle) findet man zwischen Stratum corneum und Stratum granulosum zusätzlich ein eosinophiles **Stratum lucidum.** Die Zellen in dieser Schicht sind kern- und organellfrei.

Melanozyten

Welche Typen von Melanozyten (►) unterscheidet man?

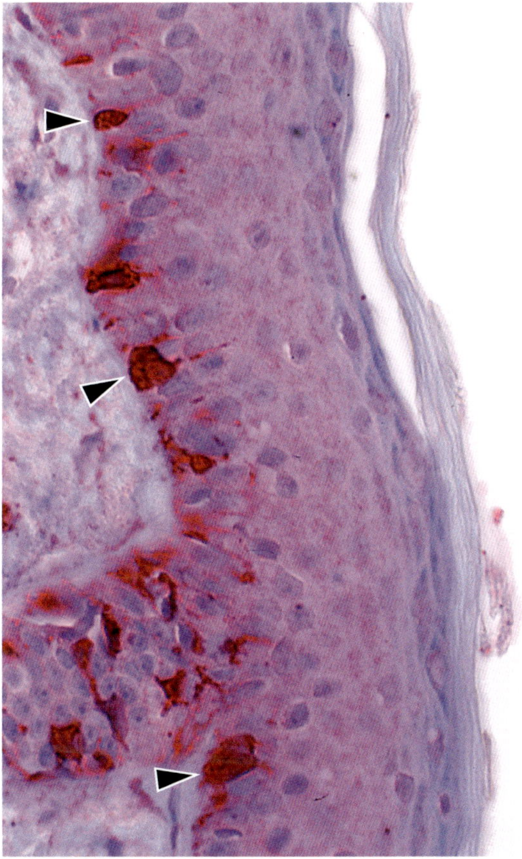

Abb. 2.53 Haut. Mensch, 100x, immunhistochemische Färbung mittels Melanin-Antikörper. [R170-3]

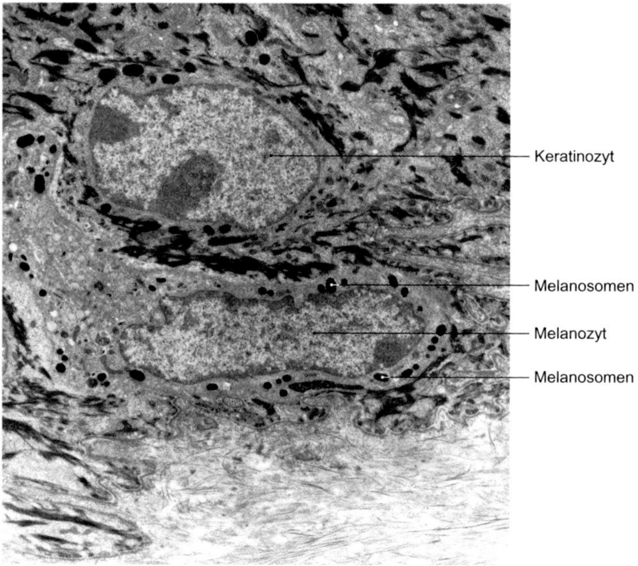

Abb. 2.54 Melanozyt in der Epidermis. Tenrek, 20.000x, EM. [R170-3]

Man unterscheidet drei Melanozytentypen:

- **epidermale Melanozyten:** übertragen den Farbstoff Melanin auf die Keratinozyten
- **uveale Melanozyten:** bestimmen u.a. die Augenfarbe
- **Melanozyten in der Haarzwiebel**

Haar

Aus welchen Anteilen besteht die innere epitheliale Wurzelscheide?

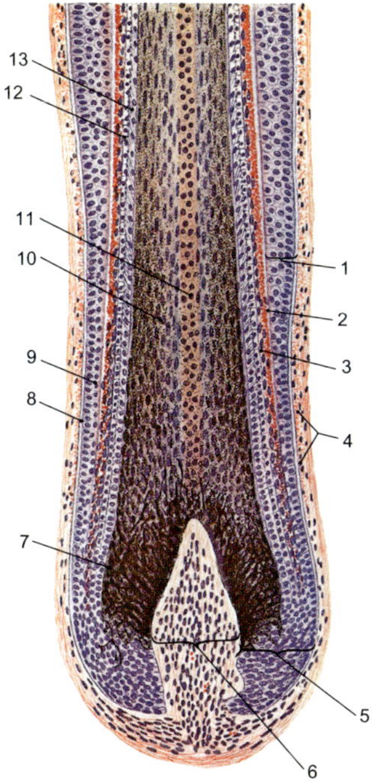

Abb. 2.55 Haarfollikel (Längsschnitt). Mensch, 200x, Zeichnung nach H.E.-Färbung. [R252]

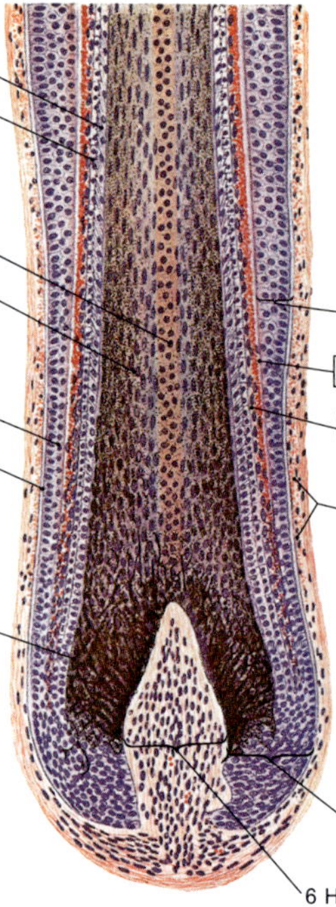

Abb. 2.56 Haarfollikel (Längsschnitt). Mensch, 200x, Zeichnung nach H.E.-Färbung. [R252]

Exokrine Drüsentypen

Welche der hier gezeigten Drüsentypen entsprechen den Pylorusdrüsen des Magens?

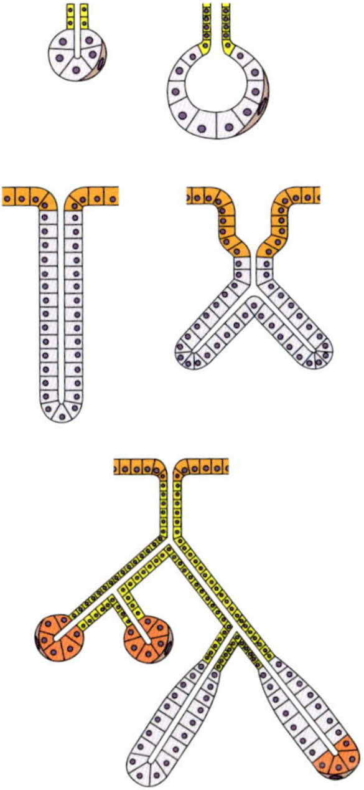

Abb. 2.57 Exokrine Drüsentypen. [L107]

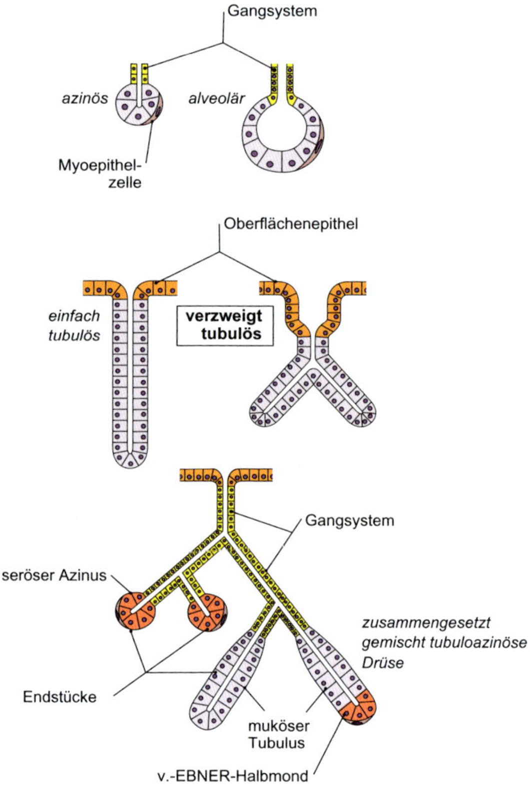

Abb. 2.58 Exokrine Drüsentypen. [L107]

Azinöse Endstücke

Warum findet man bei Anschnitten von azinösen Endstücken kaum luminale Erweiterungen?

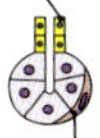

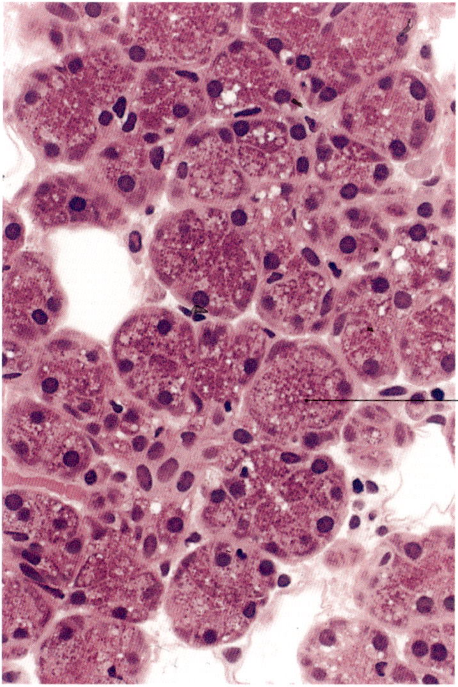

Abb. 2.59 Glandula submandibularis. Mensch, 500x, Plastikschnitt, H.E.-Färbung. [R252, L107]

Sekretproduktion und **Sekretabfluss** finden bei azinösen Drüsen gleichzeitig statt. Dadurch haben azinöse Endstücke keine Speicherkapazität und dementsprechend kaum ein Lumen.

Azinöse Drüsen produzieren dünnflüssige proteinreiche Sekrete, wodurch sowohl die Lumina als auch die sekretableitenden Drüsenkanäle kapillarfein ausgeprägt sind.

Alveoläre Endstücke

Worin liegt der histologische Unterschied zwischen azinösen und alveolären Drüsenendstücken?

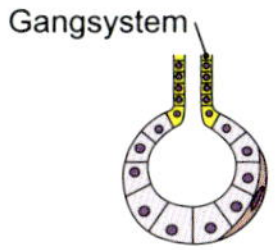

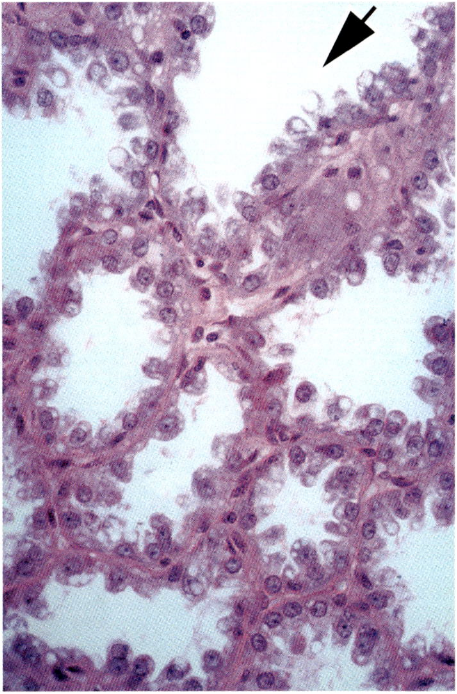

Abb. 2.60 Laktierende Milchdrüse (Mamma). Mensch, 250x, H.E.-Färbung. [R170-3, L107]

Im Gegensatz zu azinösen Drüsenendstücken besitzen **alveoläre Drüsenendstücke** ein deutlich ausgeprägtes und abgrenzbares Lumen, das der Sekretspeicherung dient.
Ein typisches Beispiel ist die hier gezeigte laktierende Brustdrüse, bei welcher der Zellapex weit in das Lumen hineinreicht (Pfeil, Abbildung Vorderseite).

Einfache tubulöse Drüse

Um was handelt es sich bei der mit * markierten Struktur?

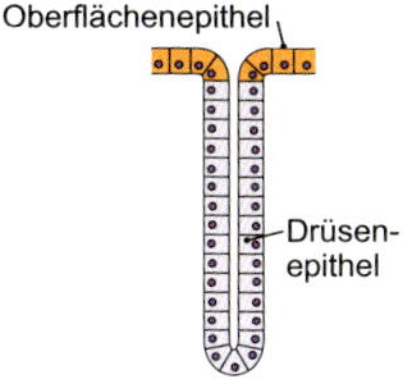

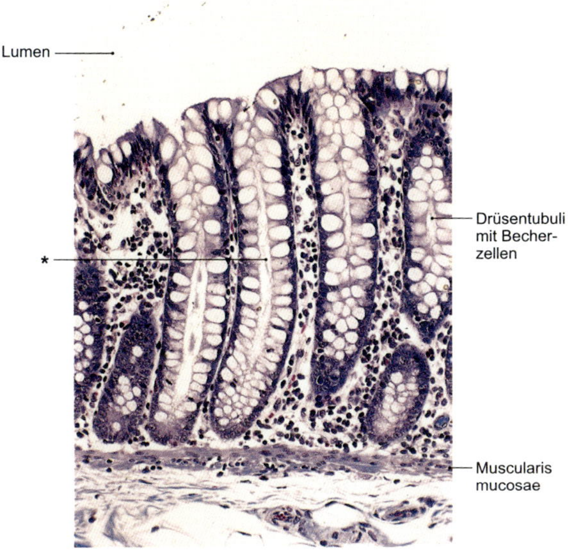

Abb. 2.61 Muscularis mucosae, Kolon. Rhesusaffe, 250x, H.E.-Färbung. [R170-3, L107]

a

Bei der mit * markierten Struktur handelt es sich um einen **Ausführungsgang der Drüse.** Die Besonderheit dieser Drüsenform besteht darin, dass der Ausführungsgang nicht von Epithelzellen gebildet wird, sondern aus **sezernierenden Drüsenzellen** (im gezeigten Beispiel Becherzellen) besteht.

Seröse Endstücke

Was ist die Funktion von Myoepithelzellen und wo kommen diese vor?

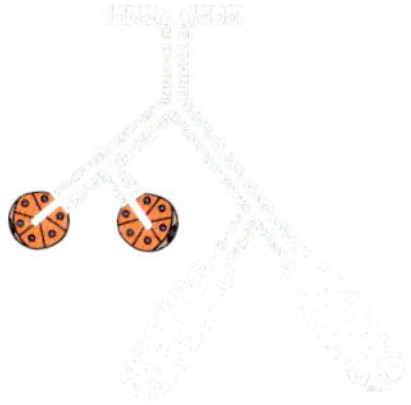

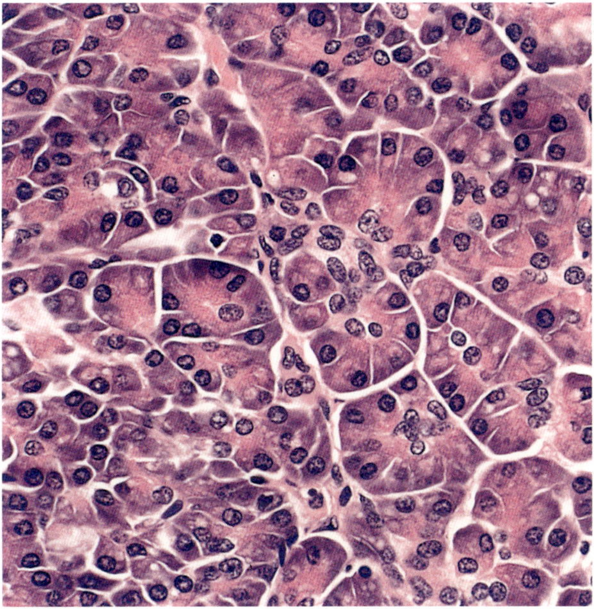

Abb. 2.62 Bauchspeicheldrüse (Pankreas). Mensch, 450x, H.E.-Färbung. [R170-3, L107]

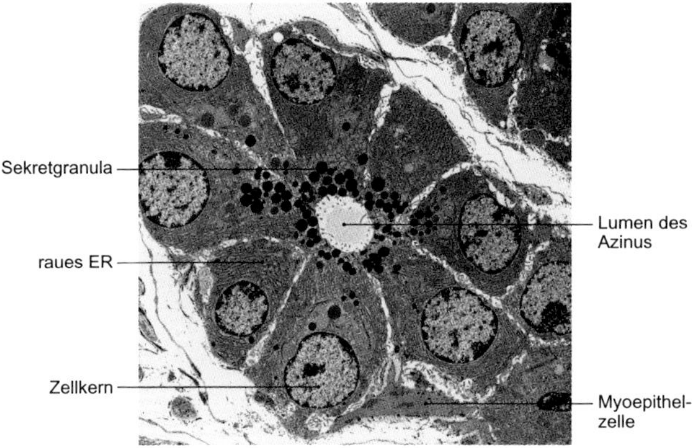

Abb. 2.63 Glandula parotis. Mensch, 4.430x, EM. [R170-3]

a

Seröse Drüsenendstücke besitzen genau wie **muköse Endstücke** basal gelegene Myoepithelzellen. Durch deren **Kontraktionsfähigkeit** wird das Sekret aktiv in den Ausführungsgang gepresst. Myoepithelzellen kommen nicht in den exokrinen Drüsen des Pankreas vor (Abbildung Vorderseite).

Muköse Endstücke

Wie unterscheiden sich muköse von serösen Endstücken im histologischen Bild?

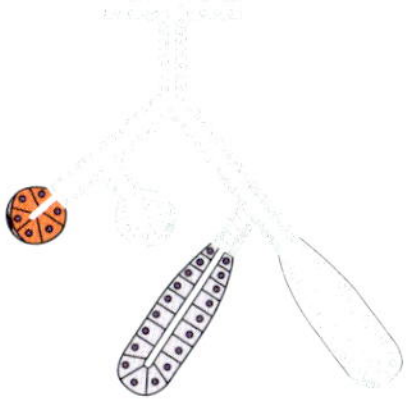

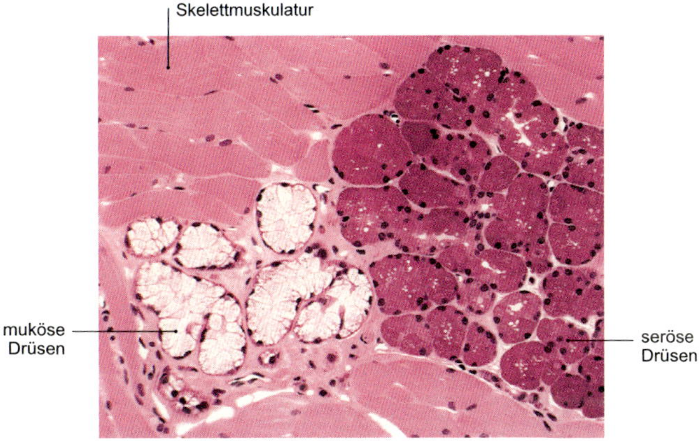

Abb. 2.64 Zungengrund. Mensch, 230x, Plastikschnitt, H.E.-Färbung. [R170-3, L107]

Tab. 2.5 Unterschiede zwischen serösen und mukösen Drüsenzellen. [R170-3]

Kriterium	Seröse Drüsenzellen	Muköse Drüsenzellen
Zellform	Prismatisch, breit pyramidenförmig	Auffallend hochprismatisch, schlank pyramidenförmig
Kern	Rundlich, hell; basale Zellhälfte	Abgeflacht und relativ dunkel; Zellbasis
Zytoplasma	Im H.E.-Präparat untere Zellhälfte basophil (blau), obere Zellhälfte eosinophil (rot)	Zellbasis basophil, oberhalb des Kerns hell
Funktion	Proteinbildung, dünnflüssiges, wasserreiches Sekret	Schleimbildung (PAS- und/oder Alcianblau-positiv), zähflüssiges Sekret

Aufgrund der dicht gepackten **Schleimgranula** im Zytoplasma erscheinen **muköse Endstücke** im H.E.-Präparat oft blassblau oder ungefärbt. Der Zellkern wird durch die Schleimgranula an die basale Seite der Zellen gedrängt und erscheint flacher als in serösen Endstücken.

Woran erkennt man seromuköse Drüsenendstücke?

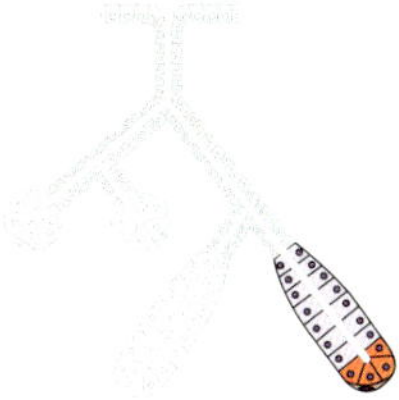

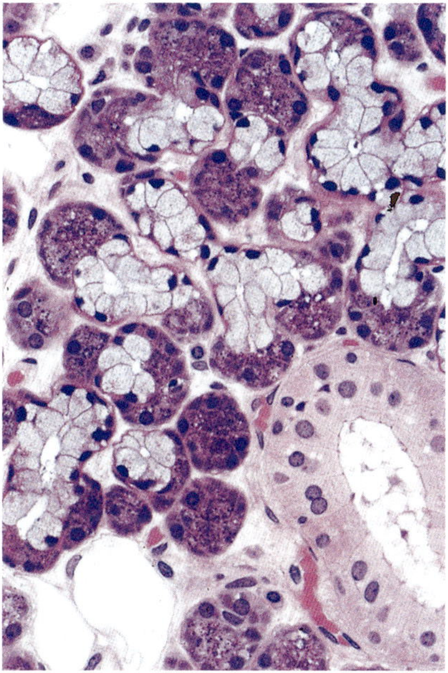

Abb. 2.65 Glandula submandibularis. Mensch, 500x, Plastikschnitt, H.E.-Färbung. [R252, L107]

Bei **seromukösen Drüsenendstücken** sitzen die serösen Anteile den mukösen außen halbmondförmig auf bzw. liegen in Form von typischen serösen Azini vor.

Die halbmondförmigen serösen Kappen werden auch als **GIANUZZI-** oder als **v.-EBNER-Halbmonde** bezeichnet.

Apokrine Drüsen (Duftdrüsen)

Beschreiben Sie den apokrinen Sekretionsmechanismus.

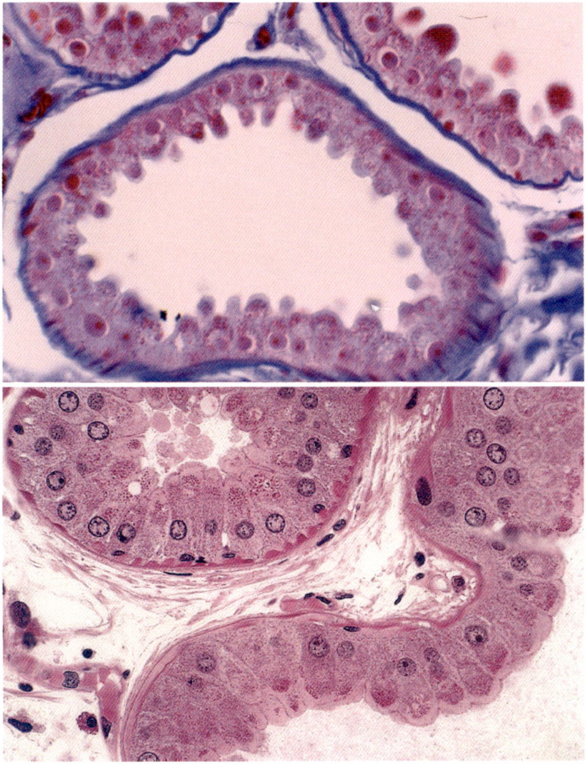

Abb. 2.66 Axilla. Mensch, 450x, H.E.-Färbung. [R170-3]

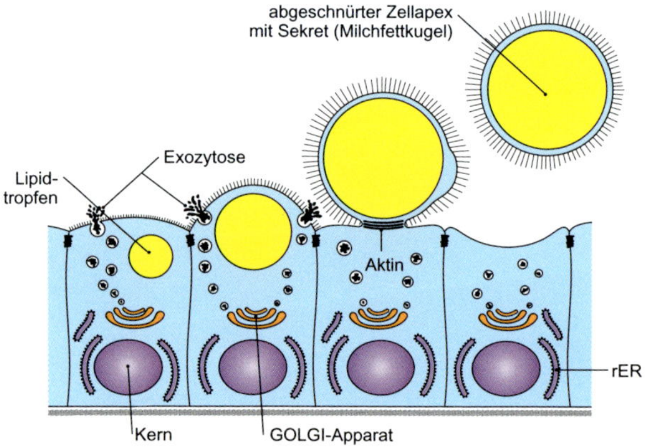

Abb. 2.67 Apokrine Sekretion. [L107]

Beim Vorgang der **apokrinen Sekretion** (lat. apex = Spitze) wird das Sekret im apikalen Teil der Zelle angesammelt, die Plasmamembran in das Lumen hineingewölbt und von der Plasmamembran umhüllt abgeschnürt. Dadurch verliert die Zelle einen erheblichen Teil ihrer Oberfläche und ihres Volumens. Die Zellen im Drüsenendstück erscheinen daher lichtmikroskopisch unterschiedlich hoch. Ein weiteres typisches Beispiel für eine apokrine Sekretion ist die Abschnürung der Lipidtröpfchen in der laktierenden Brustdrüse.

Einige Autoren vertreten die Auffassung, dass bei der apokrinen Sekretion das Sekret nicht durch Abschnürung von Teilen des Zellkörpers **(Aposomen)** abgegeben, sondern aus **Vakuolen** entleert wird, ohne Verlust von Zellmembran.

Holokrine Drüsen (Talgdrüsen)

Beschreiben Sie den holokrinen Sekretionsmechanismus.

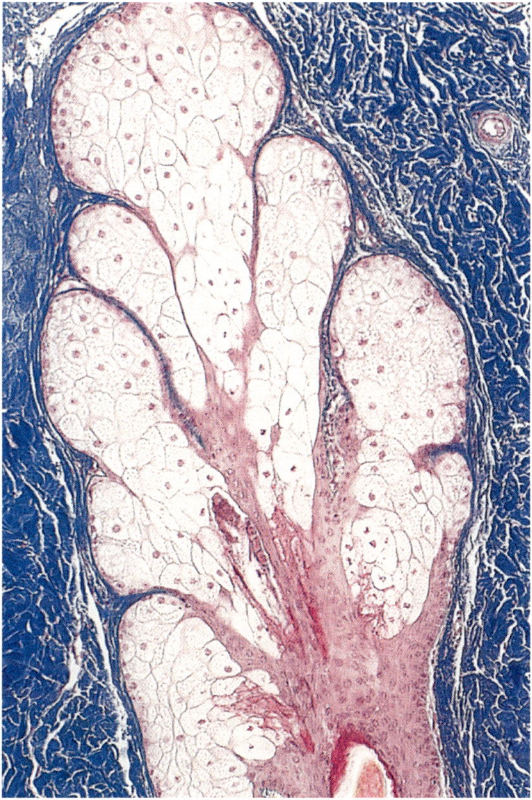

Abb. 2.68 Achselhöhlenhaut. Mensch, 100x, MASSON-Trichromfärbung. [R252]

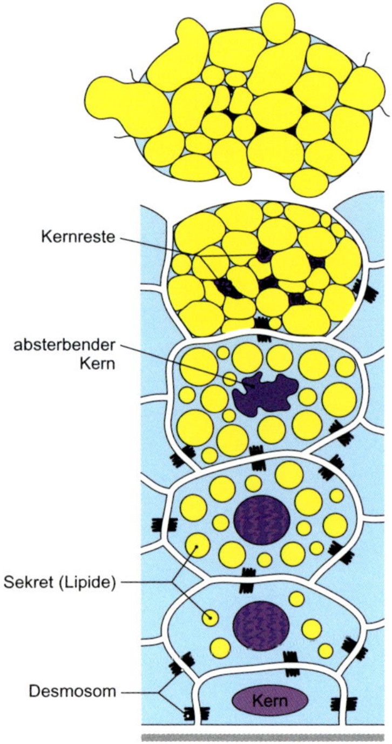

Abb. 2.69 Holokrine Sekretion. [L107]

a

Bei der **holokrinen Sekretion** (griech. holos = ganzheitlich) werden zunächst kleine Lipidtröpfchen in den Drüsenzellen eingelagert. Mit zunehmender Entfernung von der Basalmembran wird diese Lipideinlagerung intensiver. Unter weitgehendem Abbau der Zellorganellen (einschließlich Zellkern) ist letztlich die gesamte Zelle von Sekret erfüllt. Die Auflösung der Plasmamembran führt zum Verlust der Zellintegrität und das Sekret wird freigesetzt.

Merokrine Drüsen

Beschreiben Sie den merokrinen Sekretionsmechanismus.

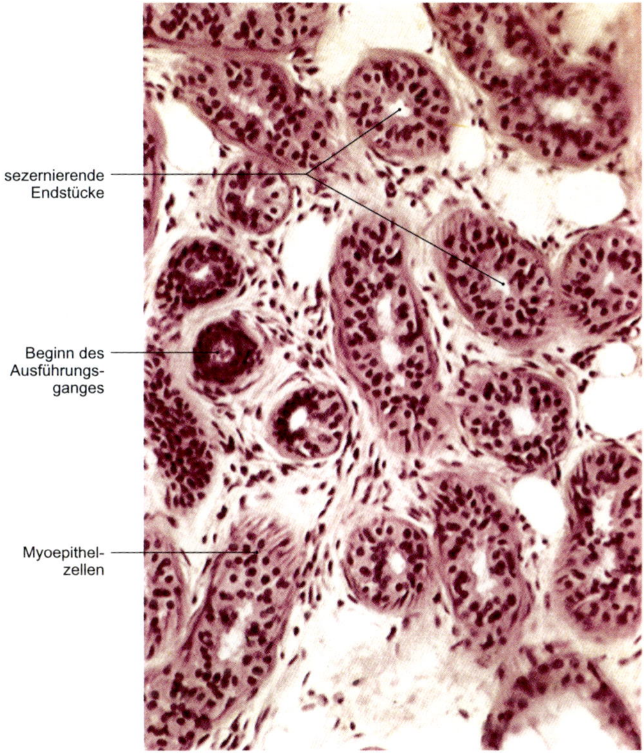

Abb. 2.70 Fingerbeere. Mensch, 95x, H.E.-Färbung. [R252]

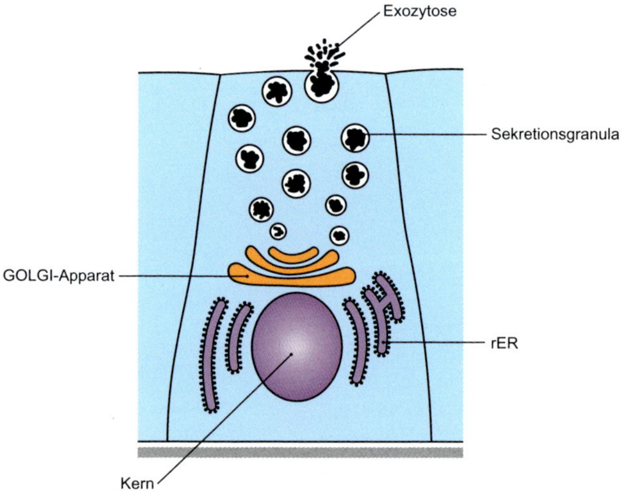

Abb. 2.71 Merokrine Sekretion. [L107]

Bei der **merokrinen Sekretion** (griech. meros = Teil) wird das Sekret in Form von Prosekretgranula entlang dem Zytoskelett an die luminale Plasmamembran transportiert. Dort fusionieren Granula- und Plasmamembran miteinander. Dadurch entsteht eine Öffnung an der Fusionsstelle und das Sekret wird abgegeben. Der Membranüberschuss wird anschließend ins Zytoplasma zurückgeführt.

Der merokrine Sekretionsmechanismus wird von **serösen, mukösen** und den meisten **endokrinen Drüsen** genutzt.

Benennen Sie die nummerierten Blutzellen.

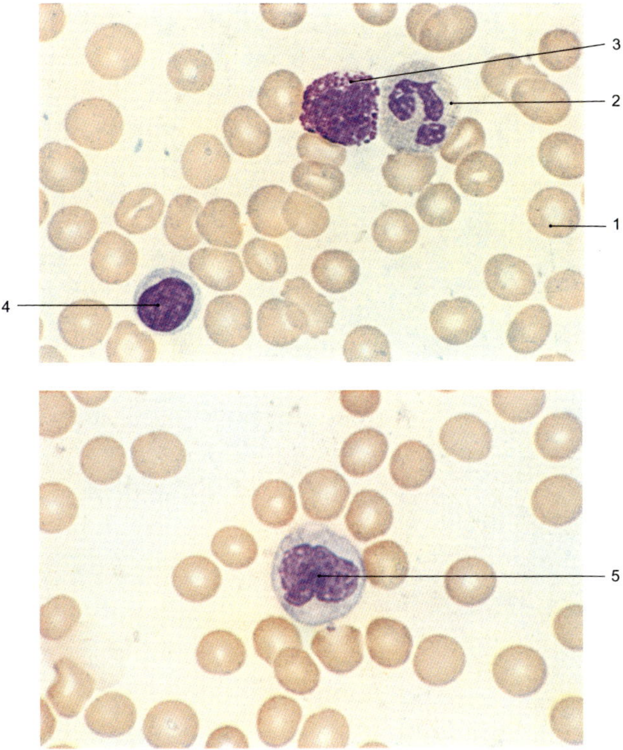

Abb. 3.1 Blutausstrich. Mensch, 1.100x, PAPPENHEIM-Färbung. [R252]

Tab. 3.1 Normale Blutwerte erwachsener Menschen. [R170-3]

Erythrozyten
• Anzahl: Frauen: 4,2–5,4 Mio./mm^3, Männer: 4,6–5,9 Mio./mm^3 (= µl) • Gestalt: bikonkave Scheibe • Durchmesser: 7,5 µm, Oberfläche: 140 $µm^2$ • Gesamtoberfläche aller Erythrozyten: 3.800 m^2 (2.000-mal größer als die Körperoberfläche!) • Lebensdauer: 90–120 Tage • Hämoglobin: Männer 14–18 g/dl (140–180 g/l); Frauen 12–16 g/dl (120–160 g/l)
Leukozyten
• Anzahl: 4.500–11.000/mm^3 (= µl), meistens um 5.000–6.000 • Differenzialblutbild der Leukozyten: – segmentkernige Neutrophile 40–70%, absolut: 4.000–7.000/µl – Stabförmige 3–6%, absolut: 300–600/µl – Lymphozyten 22–44%, absolut: 2.200–4.400/µl – Monozyten 4–10%, absolut: 400–1.000/µl – Eosinophile 2–7%, absolut: 200–700/µl – Basophile 0–2%, absolut: 0–200/µml
Thrombozyten
150.000–450.000/mm^3

a

1 Erythrozyt, **2** segmentkerniger neutrophiler Granulozyt, **3** basophiler Granulozyt, **4** Lymphozyt, **5** Monozyt.

Blutgefäße 1 52

Bezeichnen Sie die mit * gekennzeichnete Struktur der Arterie.

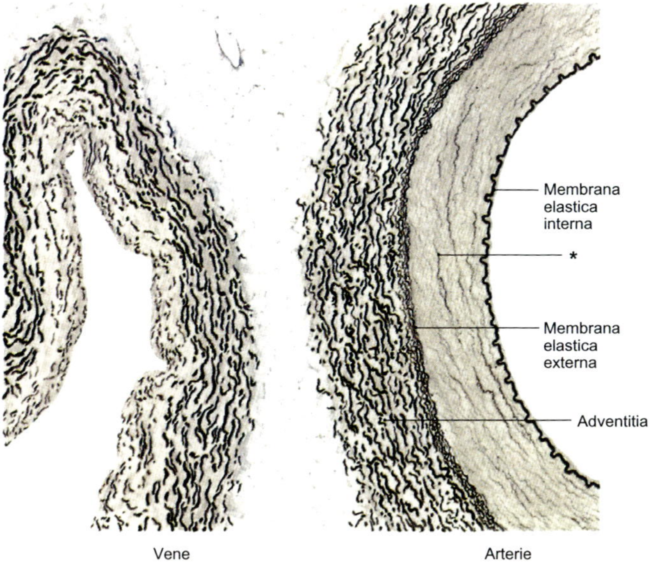

Abb. 3.2 Vene (links) und Arterie (rechts). Mensch, 65x, Elastika-Färbung. [R252]

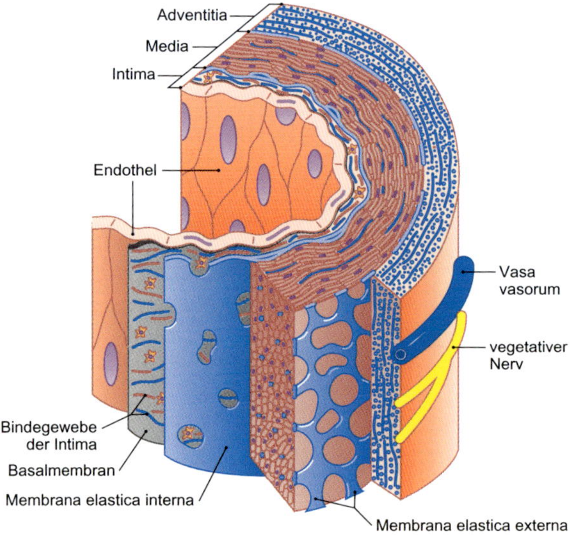

Abb. 3.3 Wandaufbau einer Arterie vom muskulären Typ. [L107]

a

Bei der mit * gekennzeichneten Struktur handelt es sich um die **Tunica muscularis** (Media), die in Arterien vom elastischen Typ mehr elastische Fasern enthält als in Arterien vom muskulären Typ.

i

Die **Arterien vom elastischen Typ** wandeln aufgrund ihrer Volumendehnbarkeit **(Compliance)** die am Anfang der Aorta stoßweise Strömung in eine kontinuierliche Blutströmung um **(Windkesselfunktion).**

Was versteht man unter einer arteriovenösen Anastomose?

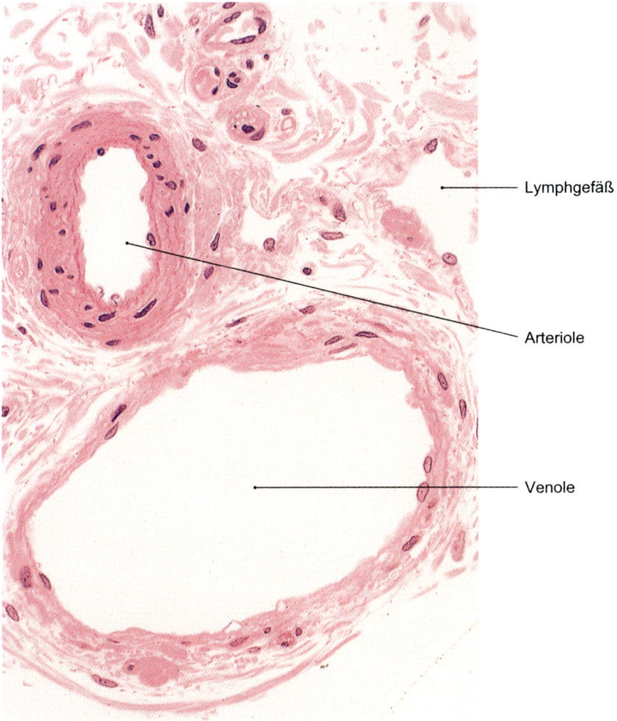

Abb. 3.4 Periphere Gefäße. Mensch, 200x, H.E.-Färbung. [R252]

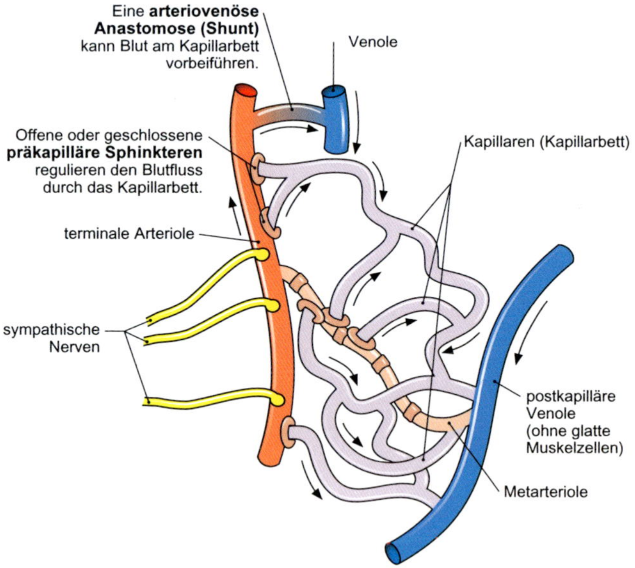

Abb. 3.5 Komponenten der Mikrozirkulation. [L141]

a

Arteriovenöse Anastomosen (AVA) sind direkte Verbindungen zwischen kleinen Arterien und Venen außerhalb des Kapillarbetts. Sie regulieren u.a. die Durchblutung der zugehörigen Kapillarbetten (z.B. Haut) und tragen somit ebenfalls zur Thermoregulation bei.

Thymus 1 54

Beschreiben Sie die Hauptfunktion des Thymus.

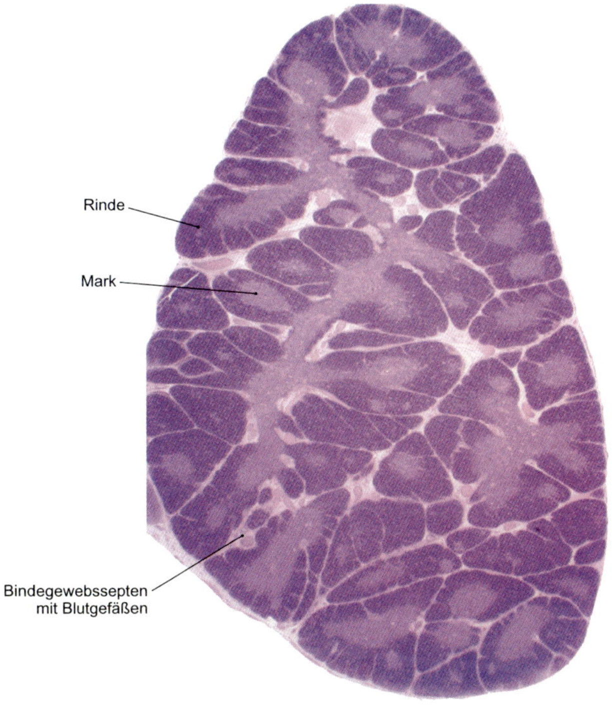

Abb. 4.1 Thymus eines Neugeborenen. Mensch, 15x, H.E.-Färbung. [R170-3]

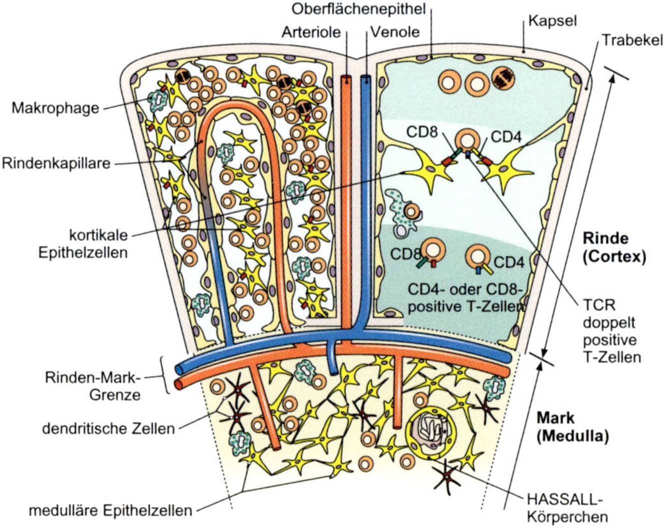

Abb. 4.2 Funktionelle Histologie des Thymus. [L141, R170-3]

a

Der Thymus ist das primär lymphatische Organ der **T-Lymphozyten,** die im Knochenmark gebildet und im Parenchym des Thymus „geprägt" werden.

i

Der Thymus bildet sich im Erwachsenenalter zurück und lagert vermehrt Fettgewebe ein. Man bezeichnet ihn dann als **retrosternalen Thymusfettkörper.**

Thymus 2

Bezeichnen Sie die mit * gekennzeichnete Struktur.

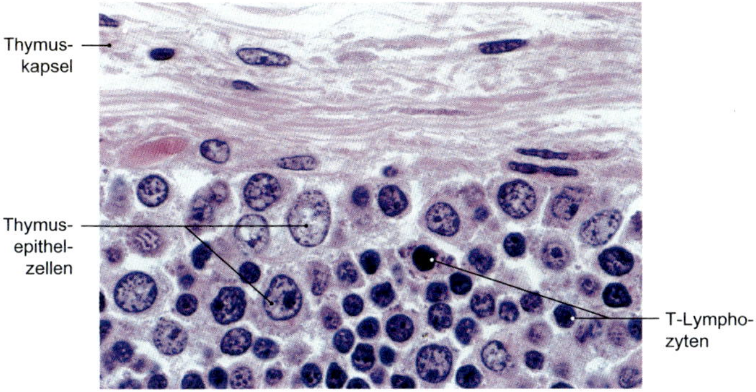

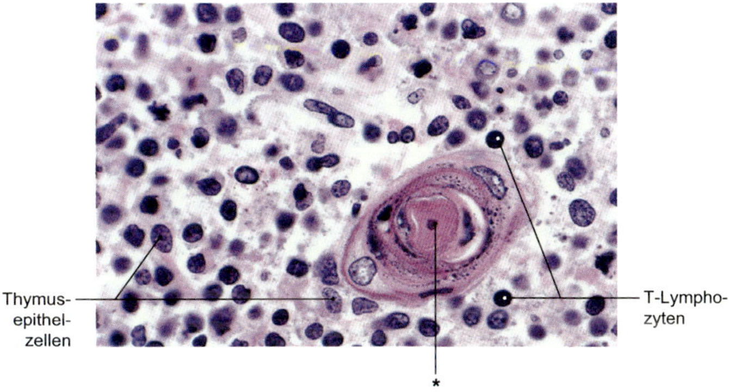

Abb. 4.3 Oben: Thymusrinde (juvenil). Mensch, 650x, H.E.-Färbung. Unten: Thymusmark (juvenil). Mensch, 500x, H.E.-Färbung. [R170-3]

a

Die mit * markierte Struktur wird als **HASSALL-Körperchen** bezeichnet. Hierbei handelt es sich um mikroskopisch gut differenzierbare parakeratinisierte Epithelzellen des Thymus, die sich in unterschiedlicher Größe (bei Kindern klein, bei Erwachsenen deutlich größer) im Mark des Thymus befinden. Ihre Funktion ist bislang unbekannt, man vermutet jedoch, dass sie Einfluss auf die Prägung der regulatorischen T-Lymphozyten nehmen.

i

Die **Blut-Thymus-Schranke** ist v.a. im Rindenbereich gut ausgebildet, um ein Eindringen von Fremdantigenen weitestgehend zu verhindern. Die Rindenkapillaren (kontinuierliches Endothel) sind dabei von einer speziellen Hülle aus dünnem perikapillärem Bindegewebe und einer ebenfalls geschlossenen Schicht aus Thymusepithelzellen (Thymozyten) umgeben. Den Kapillaren und Venolen des Marks fehlt eine solche Schranke, sie sind somit durchlässig für penetrierende Antigene.

Was ist ein Megakaryozyt und was geht aus ihm hervor?

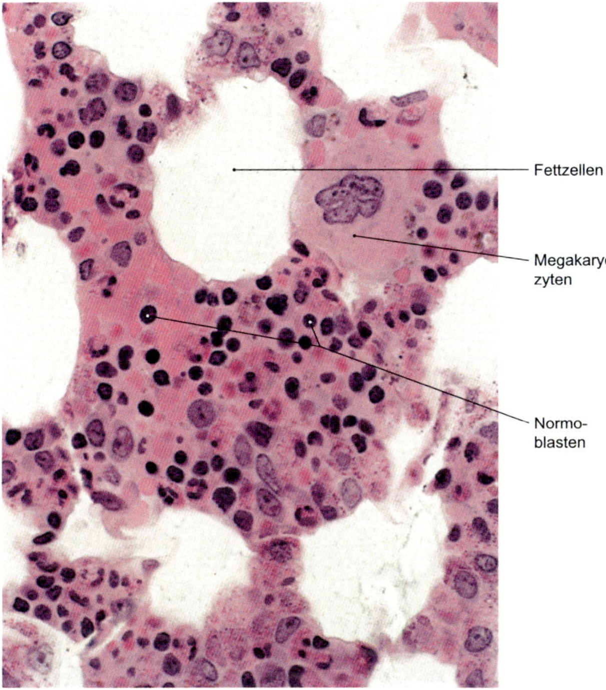

Abb. 4.4 Verschiedene Stadien der Erythropoiese (Blastenstadien). Maus, 450x, H.E.-Färbung. [R170-3]

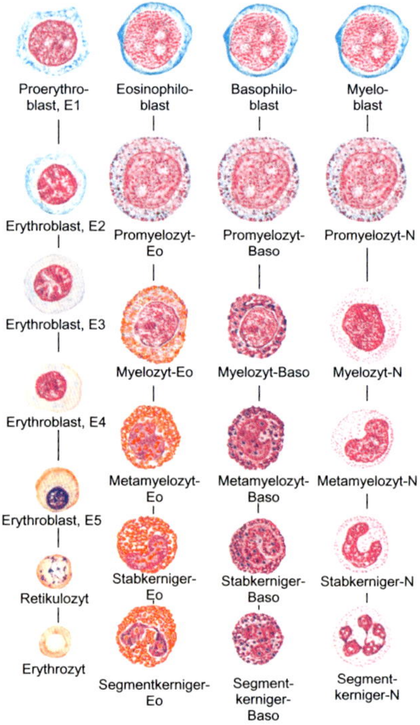

Abb. 4.5 Schematische Darstellung von verschiedenen Vorläuferzellen der Erythrozyten und Granulozyten. Mensch, PAPPENHEIM-Färbung. [S010-2-16]

a

Als **Megakaryozyten** bezeichnet man 50–70 µm (gelegentlich bis zu 150 µm) große Vorläuferzellen der **Thrombozyten** (Blutplättchen). Diese gehen durch Abschnürungsprozesse aus den Megakaryozyten hervor.
Ausgereifte Megakaryozyten können bis zu **64 Chromosomensätze** enthalten und bis zu 8.000 Thrombozyten bilden.

Beschreiben Sie die Funktion der roten Pulpa.

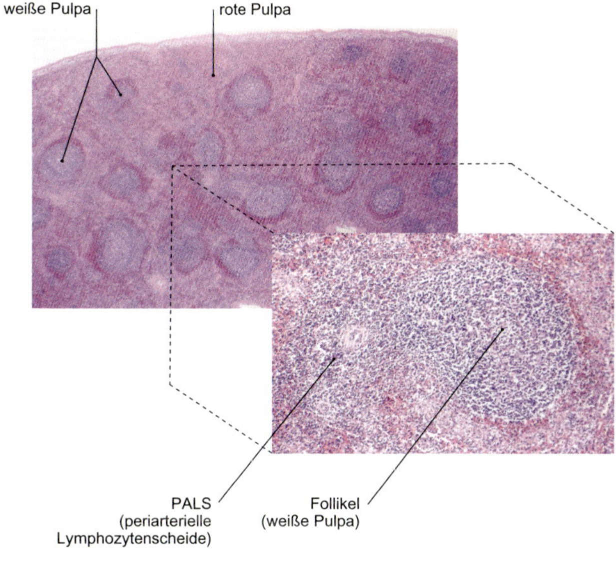

Abb. 4.6 Übersicht über das Milzparenchym mit entsprechender Ausschnittsvergrößerung. Mensch; Übersicht 25x, Vergrößerung 120x; H.E.-Färbung. [R170-3]

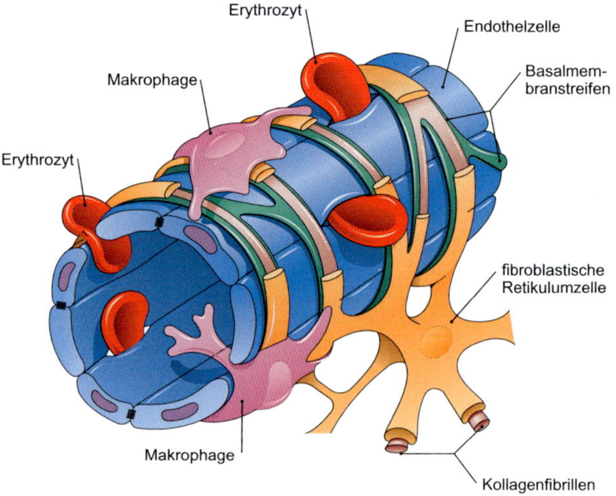

Abb. 4.7 Milzsinus. [L107, R252]

a

In der **roten Pulpa** kommt es zur „Blutmauserung", bei der intakte (flexible) Erythrozyten durch das fenestrierte Endothel der Sinuskapillaren in den Blutkreislauf zurückgelangen.
Erythrozyten besitzen keinen Zellkern und sind daher nicht zur Proteinbiosynthese (Spektrin, Ankyrin, Aktin etc.) befähigt. Dadurch verlieren sie im Alter von etwa 120 Tagen ihre Flexibilität, können das fenestrierte Sinusendothel nicht mehr durchdringen und werden anschließend phagozytiert.

Lymphknoten

Was sind hochendotheliale Venolen (Syn.: Venulen)?

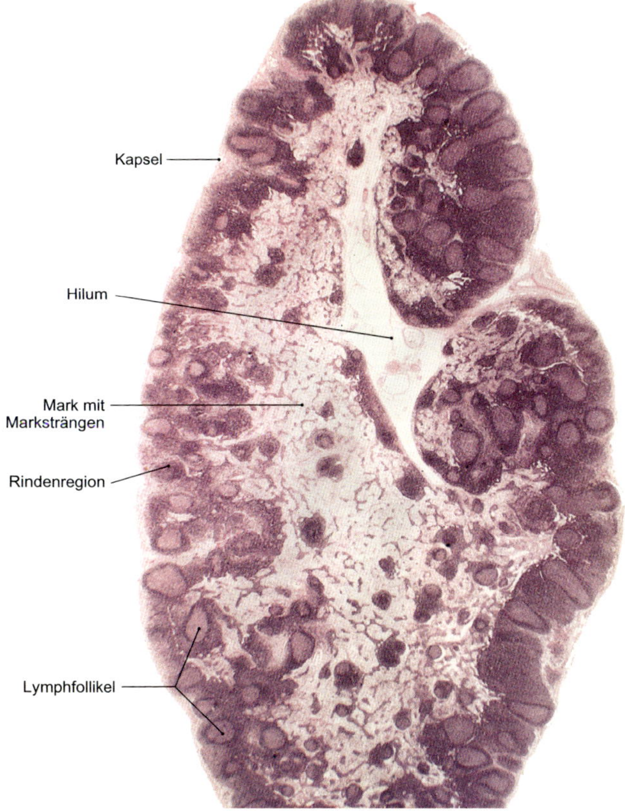

Abb. 4.8 Lymphknotenübersicht. Mensch, 5x, H.E.-Färbung. [R170-3]

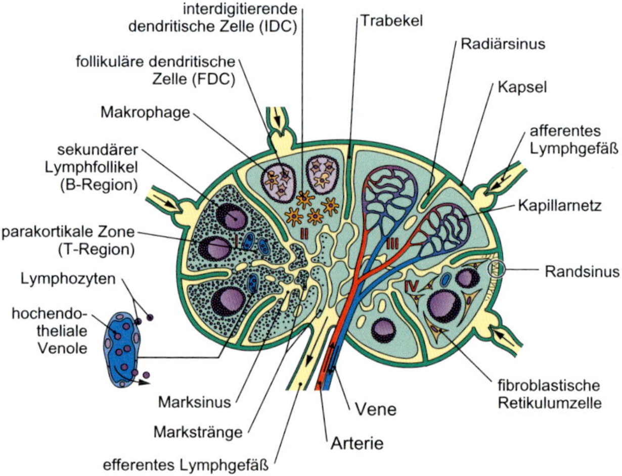

Abb. 4.9 Lymphknoten schematisch in vier Sektoren (I–IV) gegliedert: I mit B- und T-Lymphozyten assoziierte Strukturen, II Makrophagen und antigenpräsentierende Zellen (FDC, IDC), III Mikrozirkulation, IV Follikel- und fibroblastische Retikulumzellen. [L107, R252]

a

Über die **hochendothelialen Venolen (HEV)** in der parakortikalen Zone emigrieren Lymphozyten aus dem Blutstrom in den Lymphknoten.

i

HEV können auch in den **PEYER-Plaques** des Ileums und in den **Tonsillen** vorkommen.

Gaumenmandel (Tonsilla palatina)

Was bezeichnet man als Sekundärfollikel?

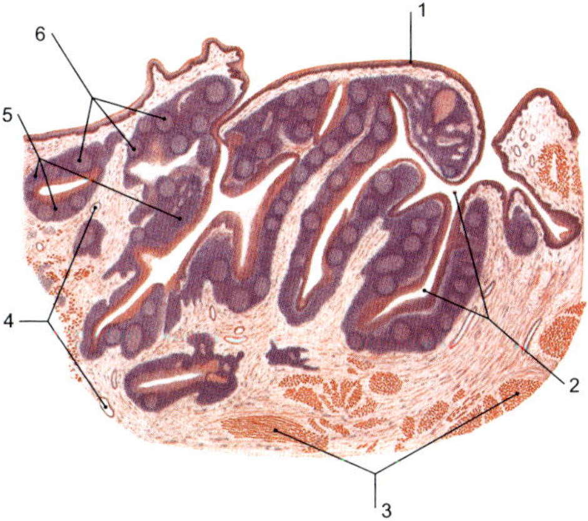

Abb. 4.10 Übersicht. Mensch, 8x, Zeichnung nach H.E.-Färbung. [R252]

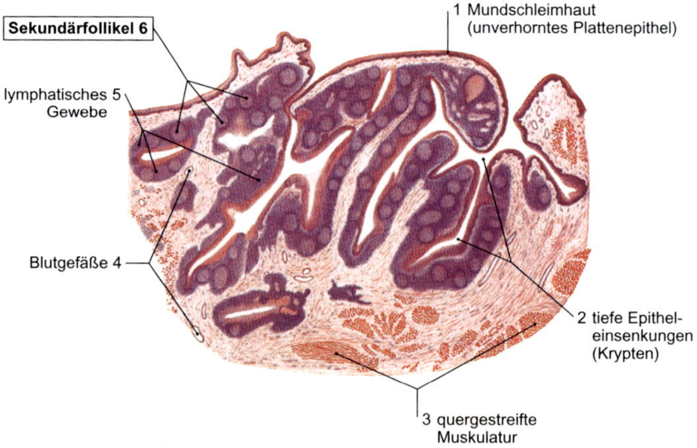

Abb. 4.11 Übersicht. Mensch, 8x, Zeichnung nach H.E.-Färbung. [R252]

Nach Antigenkontakt wandeln sich die **Primärfollikel** morphologisch und funktionell um und werden als **Sekundärfollikel** mit einem zentralen Keimzentrum bezeichnet.

Zungenmandel (Tonsilla lingualis)

Wie unterscheiden sich Tonsilla lingualis, pharyngea und palatina?

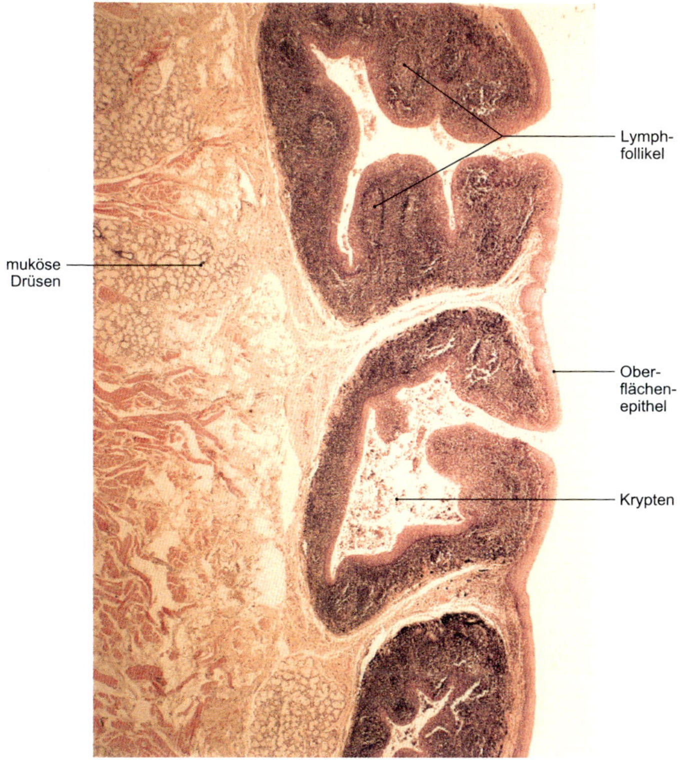

Abb. 4.12 Übersicht. Mensch, 25x, H.E.-Färbung. [R252]

Tab. 4.1 Differenzierungsmerkmale der Tonsillen. [R170-3]

	Tonsilla palatina	Tonsilla lingualis	Tonsilla pharyngea
Oberflächenepithel	Mehrschichtiges unverhorntes Plattenepithel	Mehrschichtiges unverhorntes Plattenepithel	Respiratorisches Epithel, zum Teil lokal auch mehrschichtiges unverhorntes Plattenepithel
Krypten	Tief, verzweigt, stehen relativ dicht	Relativ flach, wenig verzweigt, stehen relativ weit auseinander	Keine typischen Krypten, nur unregelmäßige Falten und Buchten
Besonderheiten	Außerhalb der kräftigen Kapsel befinden sich einzelne muköse Drüsen, die meist neben der Tonsille münden, zum Teil sind außen einzelne Skelettmuskelzellen im Präparat sichtbar (Pharynxmuskulatur).	Am Grund der Krypten münden muköse Glandulae linguales, in der Umgebung befindet sich Zungenmuskulatur, Kapsel weniger gut abgrenzbar.	Unter der Tonsille liegen gemischte Drüsen, die an der Oberfläche münden, die Tonsilla pharyngea ist am Periost befestigt.

Nasenmuschel (Concha nasalis)

Was ist die Hauptfunktion des venösen Plexus der Nasenschleimhaut?

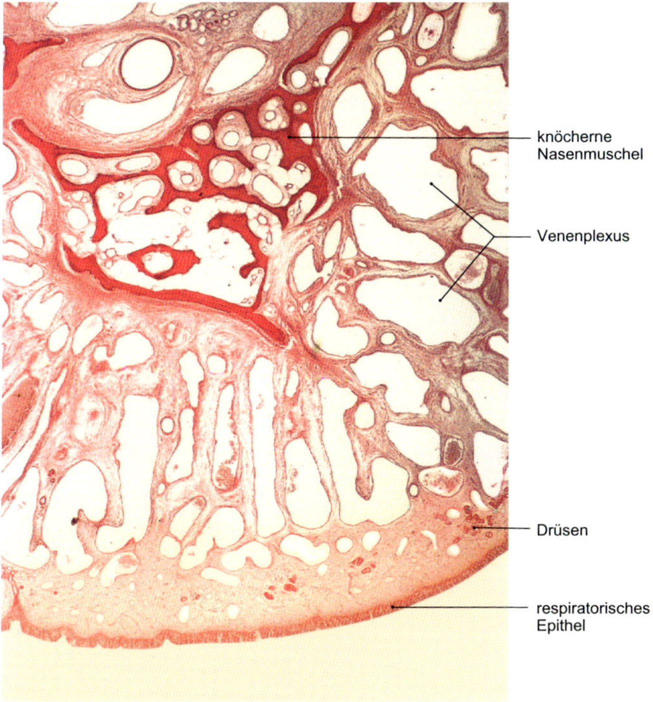

Abb. 5.1 Schnitt durch eine Nasenmuschel. Mensch, 25x, H.E.-Färbung. [R170-3]

a

Innerhalb der Wandung der Plexusvenen in der Nasenschleimhaut liegen spiralig verlaufende Muskelbündel. Aus dieser Besonderheit resultiert die **Drosselfunktion** der Venen: Blut kann gestaut werden, wodurch die Nasenschleimhaut anschwillt.
Die **venösen Schwellkörper** beeinflussen den Luftstrom durch die Nase und unterstützen die Erwärmung der Atemluft. Bei zu starker Schwellung der Nasenschleimhaut (Infektionen, allergische Reaktionen) kann es zur Behinderung der Nasenatmung kommen.

i

Bei Verletzungen (z.B. Nasenbohren) kann es zu **Blutungen (Epistaxis)** aus dem arteriovenösen Geflecht des Nasenseptums **(Locus KIESSELBACHI)** kommen.

Kehlkopf (Larynx)

Auf welcher Seite der Epiglottis findet man Respirationsepithel?

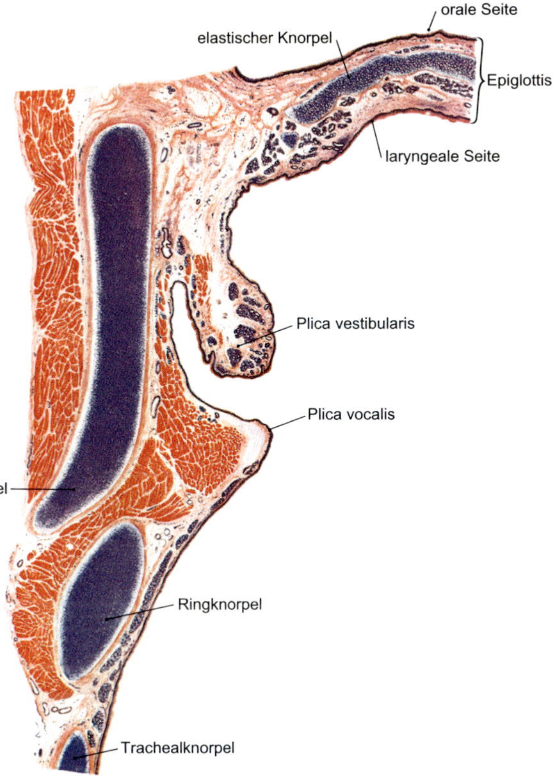

Abb. 5.2 Larynx im Frontalschnitt. Mensch, 4,5x, Zeichnung nach H.E.-Färbung. [R252]

Im unteren Drittel der **laryngealen Seite** in Richtung Plica vestibularis geht das mehrschichtige unverhornte Mundhöhlenepithel über in das zilientragende respiratorische Epithel der Atemwege.

Zur **Heiserkeit** kann es durch mechanische Überbeanspruchung (lautes Schreien) oder durch chronische Exposition von Reizstoffen (Zigarettenrauch) im Kehlkopfbereich kommen. In der Folge kann sich das respiratorische Epithel in diesem Bereich im Sinne einer **Parakeratinisierung** (untypische Verhornung) verändern.

Luftröhre (Trachea)

Um welche Art von Knorpel handelt es sich bei der mit * markierten Struktur?

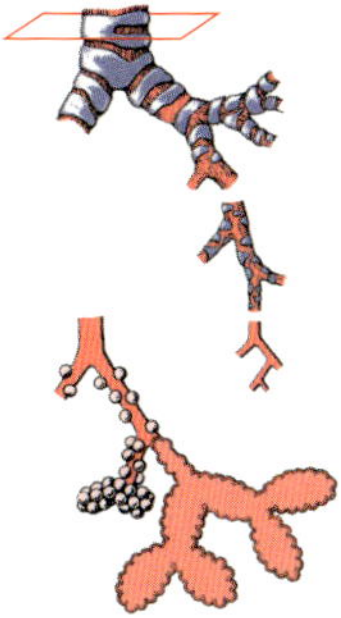

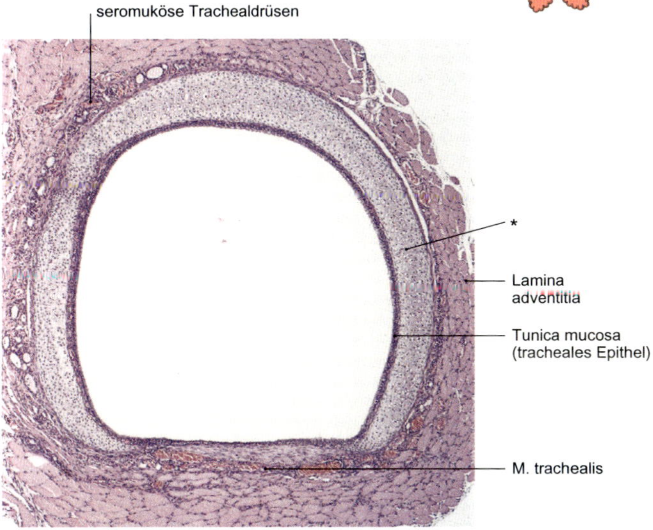

Abb. 5.3 Trachea im Querschnitt. Junge Ratte, 4,5x, H.E.-Färbung. [R170-3, L240]

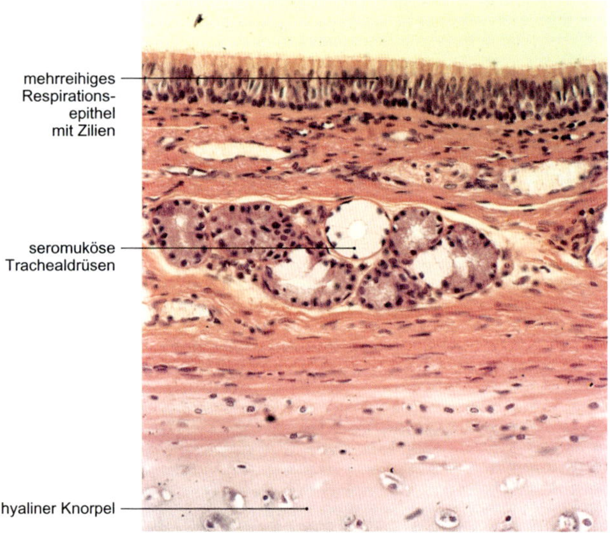

Abb. 5.4 Schleimhaut der Trachealwand. Mensch, 200x, H.E.-Färbung. [R252]

a

Bei der mit * markierten Struktur handelt es sich um **hyalinen Knorpel,** wobei die einzelnen **Chondrone** gut abgrenzbar und erkennbar sind. Die Schleimhaut der unteren Atemwege wird als Tunica fibro-musculo-cartilaginea bezeichnet.

Bronchus

Beschreiben Sie den Wandaufbau eines Bronchus.

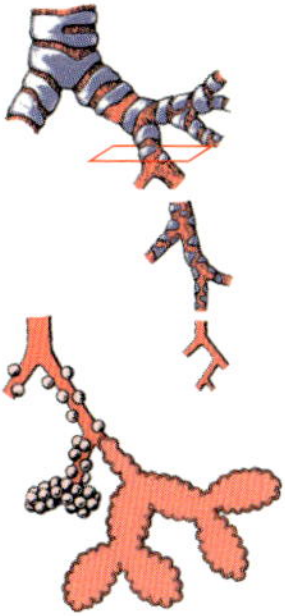

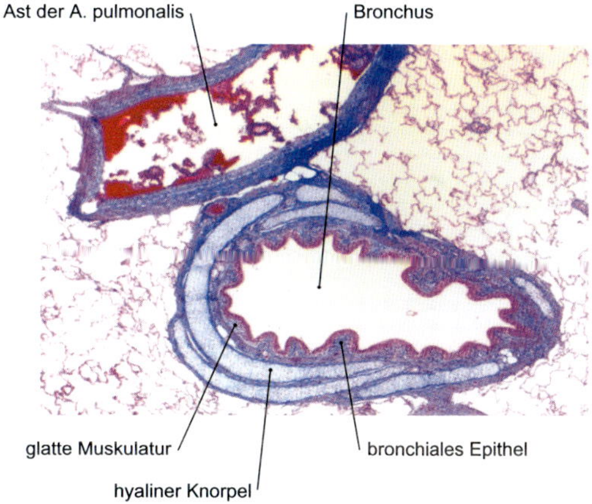

Abb. 5.5 Querschnitt durch einen Bronchus mit begleitender A. pulmonalis. Schwein, 45x, Azan-Färbung. [R170-3, L240]

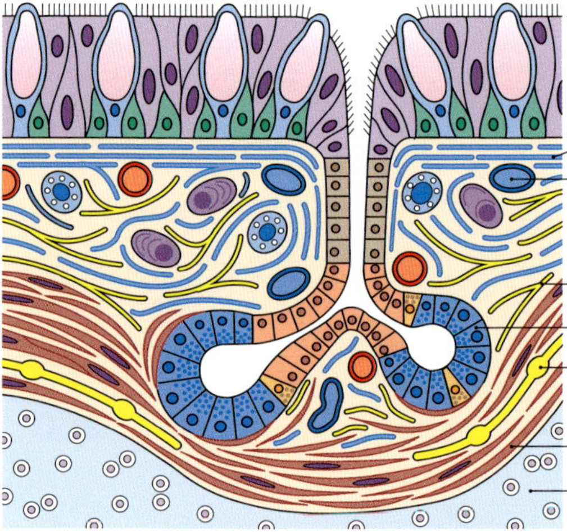

Abb. 5.6 Wandschichten eines Bronchus. [L107, R252]

a

Die typischen Anteile der **Bronchialwand** sind das respiratorische Epithel, die Bronchialdrüsen, kollagene Fasern, elastische Fasern, Knorpel, glatte Muskulatur und vegetative Nerven.

Bronchiolus

Welche Unterschiede bestehen im Wandaufbau zwischen Bronchus und Bronchiolus?

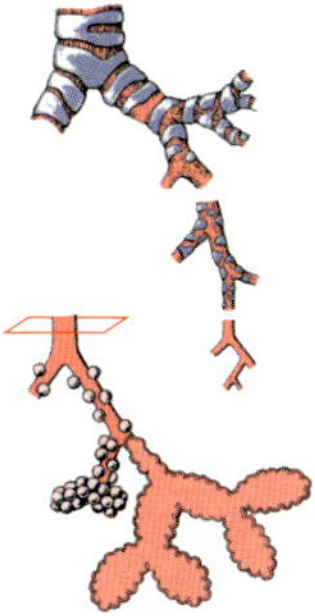

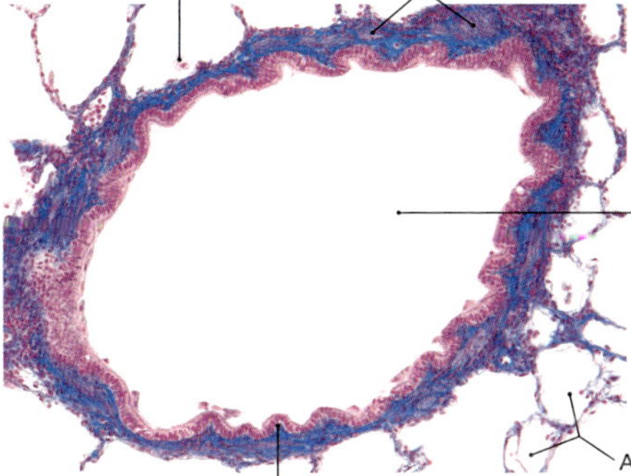

Abb. 5.7 Querschnitt durch einen Bronchiolus. Mensch, 200x, Azan-Färbung. [M928, L240]

Im Gegensatz zum **Bronchus** gibt es in der Wandung der **Bronchiolen** keine Anteile von Knorpel und auch keine seromukösen Drüsen **(Bronchialdrüsen).** Außerdem findet man in diesem Abschnitt des Respirationstrakts **CLARA-Zellen,** die an der Produktion des Surfactants beteiligt sind.

Aufgrund des Fehlens knorpeliger Anteile in der Wand der Bronchiolen kann es durch entsprechende Reizung (z.B. Entzündung) zu einem vollständigen Verschluss des nachgeschalteten Respirationstrakts kommen. Das bekannteste Krankheitsbild ist das **Asthma bronchiale,** das zur Dyspnoe (akuten Atemnot) führen kann.

Alveolen

Beschreiben Sie den Aufbau der Blut-Luft-Schranke.

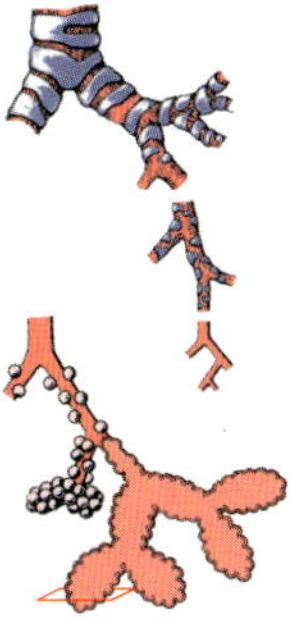

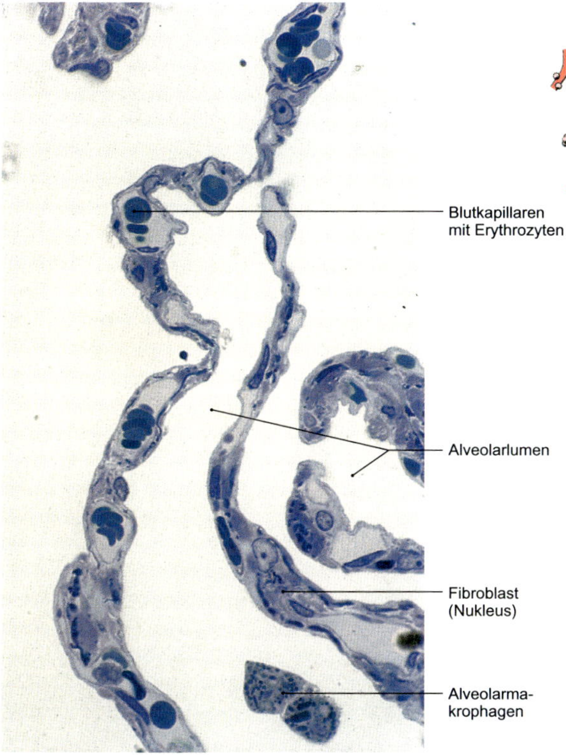

Abb. 5.8 Alveolarsepten in der Lunge. Mensch, 700x, Methylenblau-Färbung. [R170-3, L240]

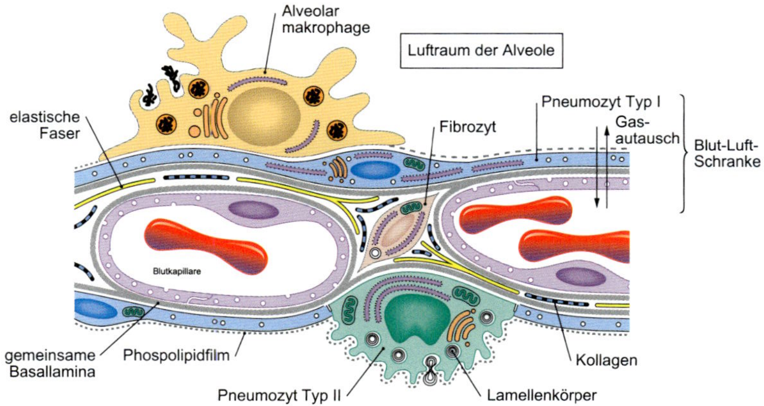

Abb. 5.9 Feinstruktur eines Alveolarseptums. [L107, R252]

Die **Blut-Luft-Schranke** wird vom Epithel der Pneumozyten Typ I, von einer gemeinsamen Basallamina und dem Endothel der Kapillaren gebildet. Die durchschnittliche Dicke der Blut-Luft-Schranke (entspricht der Diffusionsstrecke der Gasmoleküle) beträgt 0,5 µm. An besonders dünnen Stellen sind auch Werte von 0,2 µm möglich.

Über die enorme Oberfläche der Alveolen erfolgt nicht nur ein Gasaustausch, sondern auch die **Exspiration** von bis zu 800 ml Wasser pro Tag.

Lungengewebe

In welcher der dargestellten Strukturen findet der Gasaustausch statt?

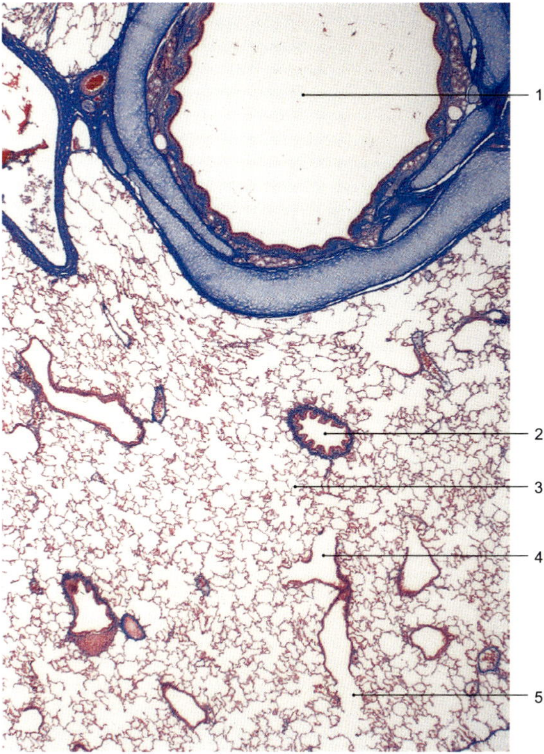

Abb. 5.10 Lungengewebe. Schwein, 20x, Azan-Färbung. [R252]

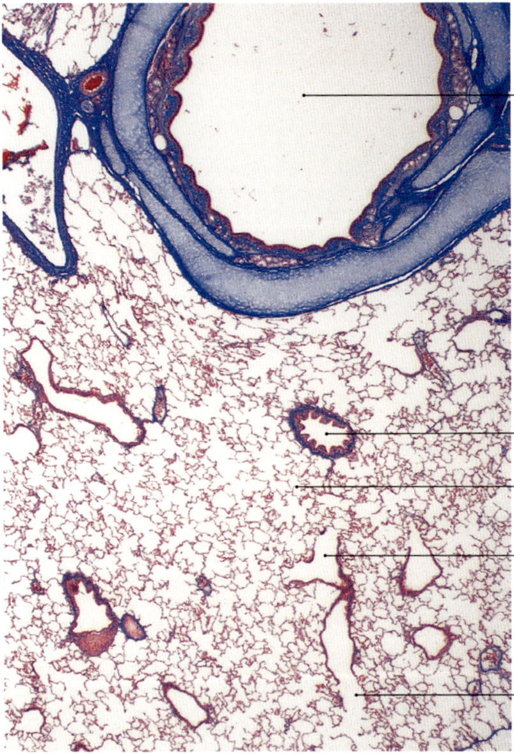

Abb. 5.11 Lungengewebe. Schwein, 20x, Azan-Färbung. [R252]

Lippe

Was versteht man unter dem Begriff „Lippenrot"?

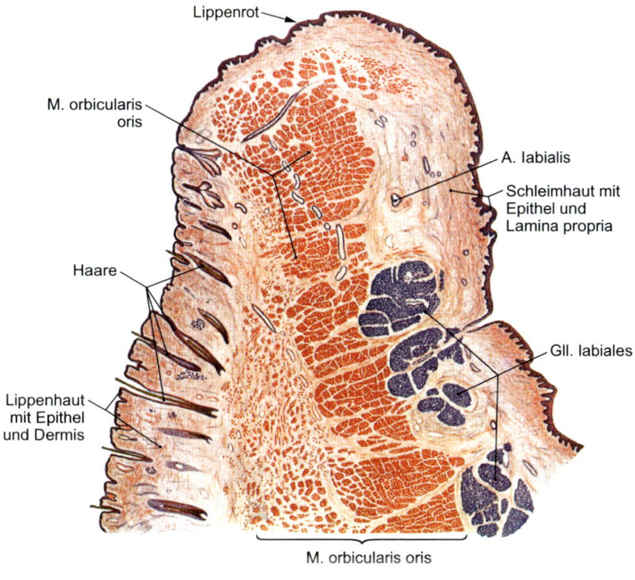

Abb. 6.1 Lippe im Sagittalschnitt. Mensch, 8x, Zeichnung nach H.E.-Färbung. [R252]

Als **Lippenrot** bezeichnet man die Übergangszone zwischen dem äußeren mehrschichtigen verhornten Plattenepithel und der Innenseite des Mundes (mehrschichtiges unverhorntes Plattenepithel). In diesem Bereich ist das Epithel nicht pigmentiert und die Bindegewebspapillen reichen bis nahe an die Lippenoberfläche. So wird ein Durchscheinen der in der Lamina propria gelegenen Blutkapillaren ermöglicht. Bei geringer Sauerstoffsättigung kann man dies deutlich an der bläulichen Färbung des Kapillarbluts erkennen **(Zyanose).**

In der Lippe kommen **keine Schweißdrüsen** und nur sehr vereinzelt Talgdrüsen vor.

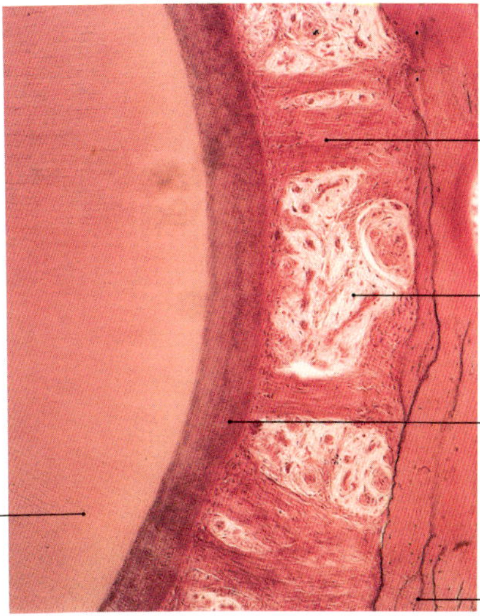

Abb. 6.5 Kompartimente des Desmodonts. Mensch, 150x, H.E.-Färbung. [R170-3]

Als **Desmodont** bezeichnet man einen Teil des Zahnhalteapparats, der aus straffen Kollagenfasern **(SHARPEY-Fasern),** Bindegewebe und Blutgefäßen besteht.

Welche Strukturen fasst man unter dem Begriff „Desmodont" zusammen?

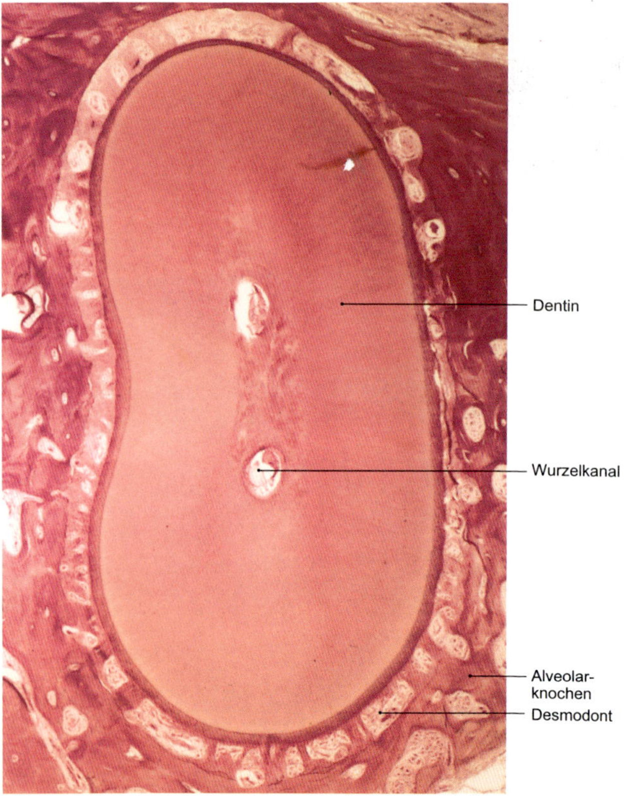

Abb. 6.4 Querschnitt durch die Wurzel eines Prämolaren. Mensch, 25x, H.E.-Färbung. [R170-3]

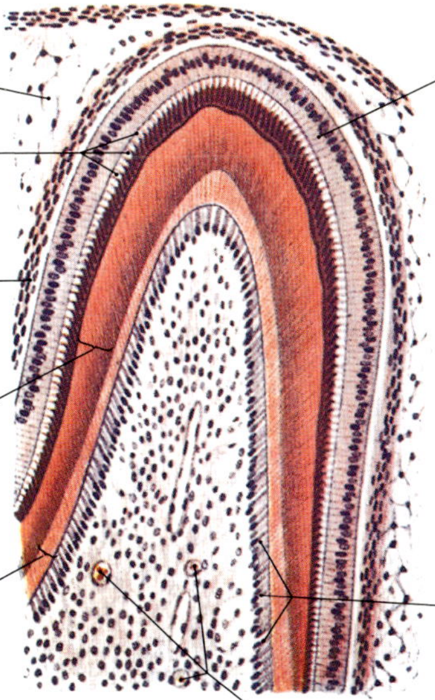

Abb. 6.3 Schematischer Ausschnitt aus der Spitze der menschlichen Zahnanlage mit Beginn der Schmelz- und Dentinbildung. Zeichnung nach H.E.-Färbung. [R252]

a

Die Zellen des **inneren Schmelzepithels** differenzieren sich zu den **Ameloblasten** (Syn.: **Adamantoblasten**), die den Zahnschmelz bilden. Diese Zellen wechseln mit Beginn der Schmelzproduktion ihre Polarität und verfügen dadurch über apikale und basale Tight Junctions **(Zonulae occludentes).**

i

Die Adamantoblasten sezernieren die Schmelzprismen über **TOMES-Fortsätze,** die nicht mit den TOMES-Fasern der Odontoblasten verwechselt werden dürfen.

Welche Zellen differenzieren sich aus der mit * markierten Struktur?

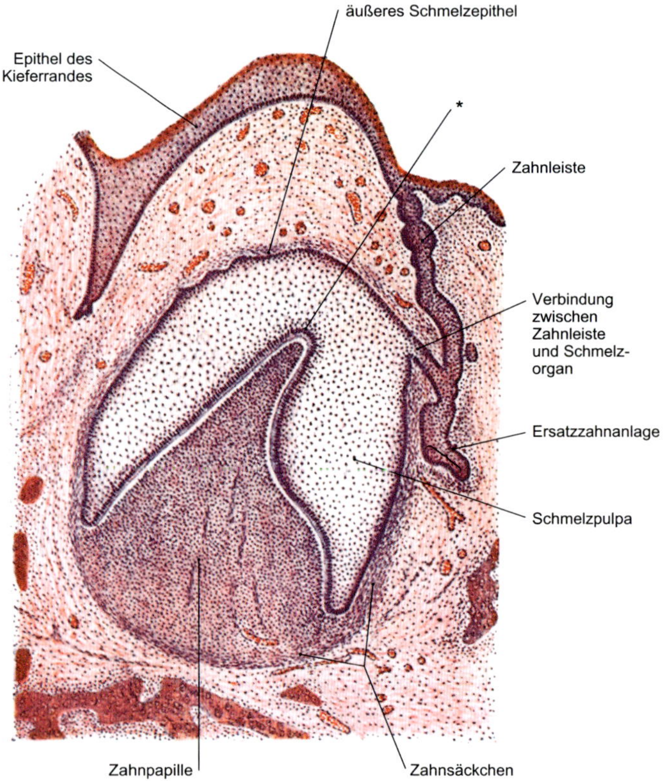

Abb. 6.2 Glockenstadium. Menschlicher Fetus (4.–5. Monat), 40x, H.E.-Färbung. [R252]

Speiseröhre (Ösophagus) 71

Beschreiben Sie den subepithelialen Aufbau des Ösophagus.

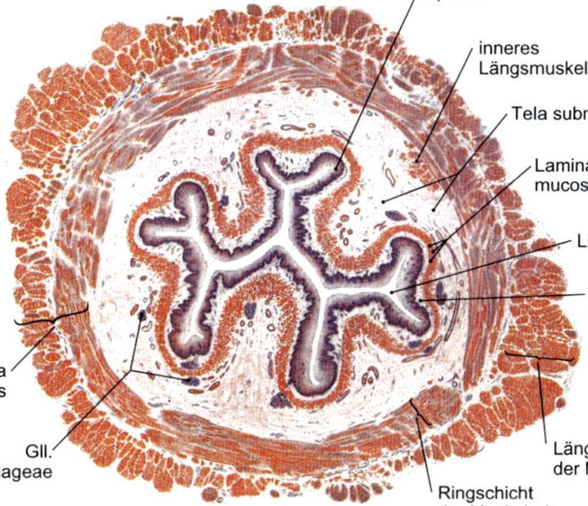

Abb. 6.6 Vollständiger Querschnitt durch die obere Speiseröhre. Mensch, 11x, Zeichnung nach H.E.-Färbung. [R252]

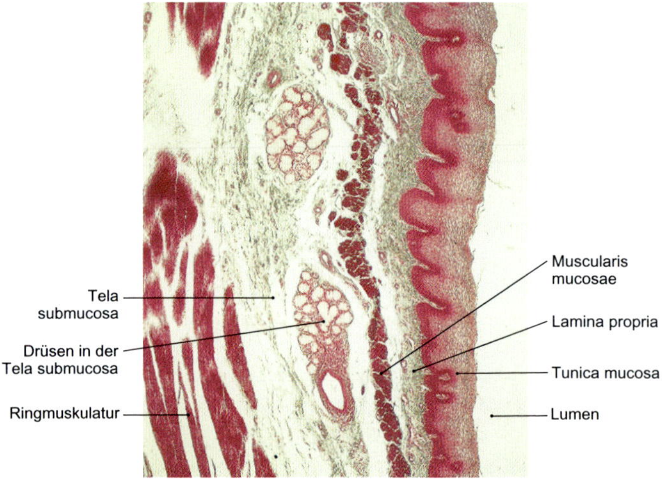

Abb. 6.7 Mukosa und Submukosa des Ösophagus. Mensch, 45x, GOLDNER-Färbung. [R170-3]

a

Der Ösophagus besteht durchgehend aus **mehrschichtig unverhorntem Plattenepithel** und unterschiedlichen darunter liegenden Bindegewebsanteilen sowie Muskulatur.

i

Am Übergang vom Pharynx zum Ösophagus verändert sich die Muskulatur von einer äußeren Ring- und inneren Längsmuskulatur des Pharynx in eine **innere Ring-** und **äußere Längsmuskulatur** des Ösophagus. Diese Anordnung bleibt im gesamten Verdauungstrakt erhalten.

Übergang Ösophagus – Kardia

Wie unterscheidet sich der histologische Aufbau des Ösophagus von dem des Magens?

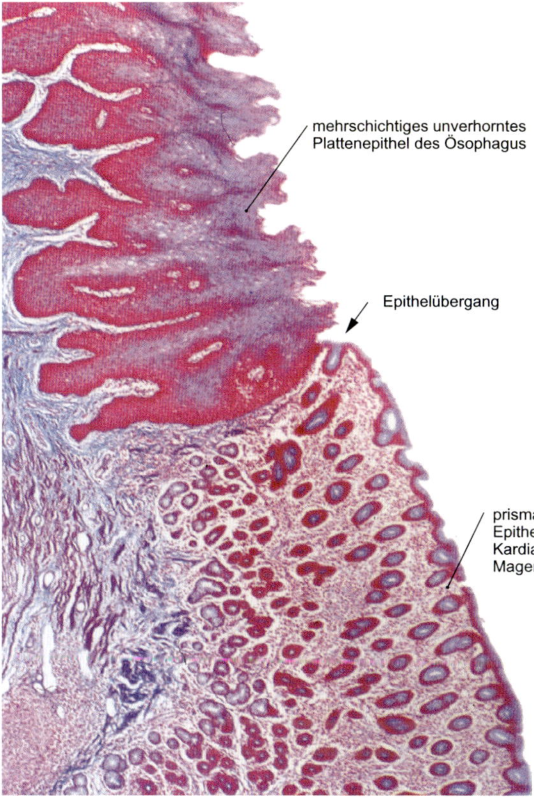

Abb. 6.8 Grenze zwischen Ösophagus und Kardia des Magens. Mensch, 45x, Azan-Färbung. [R170-3]

Tab. 6.1 Besondere histologische Kennzeichen von Ösophagus und Magen. [R170-3]

Abschnitt	Epithel	Lamina propria	Lamina muscularis mucosae	Submukosa	Muskularis	Serosa, Adventitia
Ösophagus	Mehrschichtiges unverhorntes Plattenepithel	Viele elastische Fasern	Auffallend dick, vorwiegend längs verlaufende glatte Muskulatur	Venengeflecht, v.a. im oberen und unteren Bereich muköse Drüsen	Oben quergestreift, dann zunehmend glatte Muskulatur, unten nur glatte Muskulatur	Typische Adventitia, nur letzte schon in der Bauchhöhle gelegene Zentimeter mit Serosa
Magen	Einschichtiges prismatisches, Schleim bildendes Oberflächenepithel, Foveolae gastricae	Tubuläre Magendrüsen	Relativ schwach ausgebildet	Typischer Aufbau, relativ breit	Im Präparat meist unregelmäßiges Bild wegen unvollständiger dritter Schicht (Fibrae obliquae)	Typische Adventitia, nur letzte schon in der Bauchhöhle gelegene Zentimeter mit Serosa

Magenfundus

Was sekretieren Haupt-, Neben- und Belegzellen?

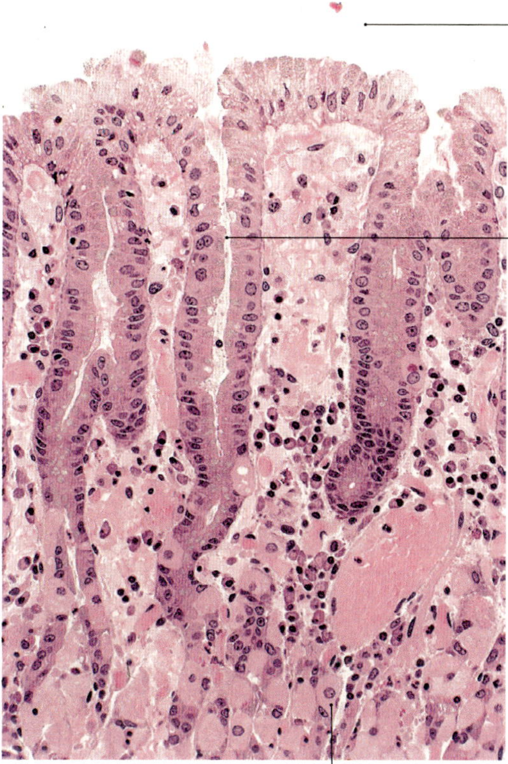

Abb. 6.9 Histologischer Aufbau des Magenfundus. Mensch, 450x, H.E.-Färbung. [R170-3]

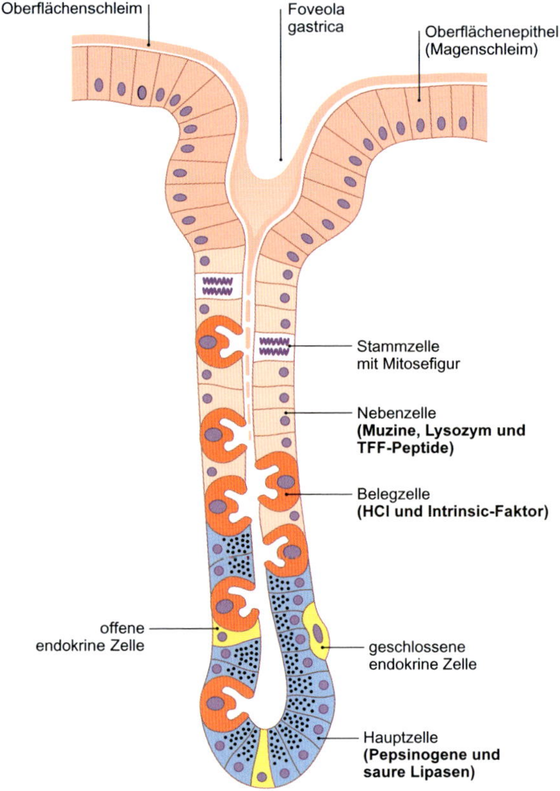

Abb. 6.10 Magendrüse im Fundus. [L107]

Zwölffingerdarm (Duodenum)

Benennen Sie die Charakteristika des Dünndarmepithels.

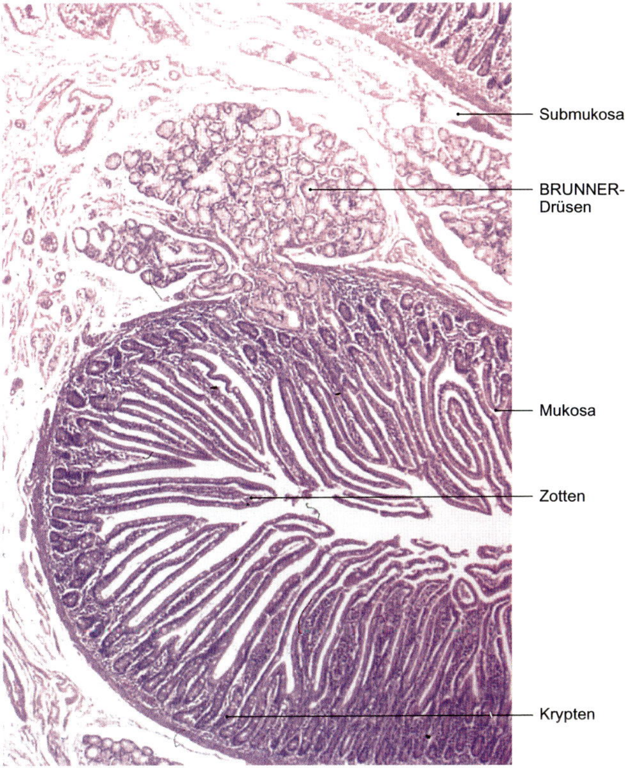

Abb. 6.11 Mukosa und Submukosa des Duodenums. Mensch, 25x, H.E.-Färbung. [R170-3]

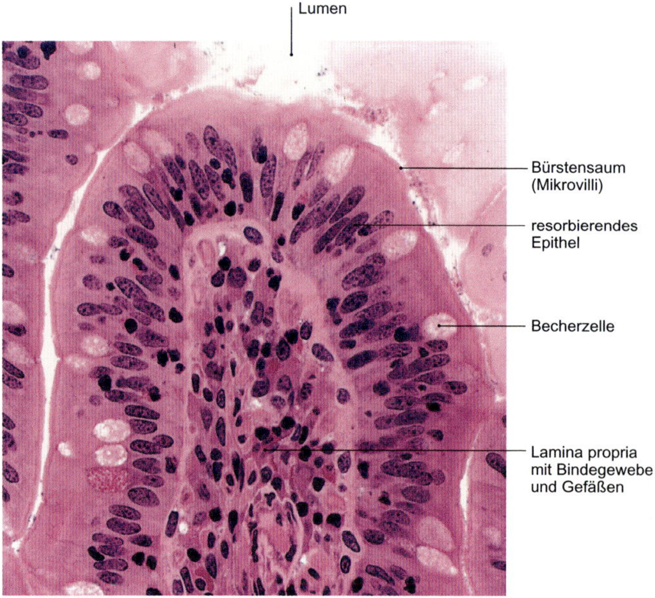

Abb. 6.12 Zottenepithel des Jejunums. Rhesusaffe, 450x, Plastikschnitt, H.E.-Färbung. [R170-3]

a

Das **Epithel des Dünndarms** besteht aus hochprismatischen Zellen mit Oberflächendifferenzierung (Mikrovilli) und eingelagerten Becherzellen (Schleimproduktion).
Die Schleimhaut des Dünndarms wirft die typische **KERCKRING-Faltung** auf.

Ileum

Was versteht man unter M-Zellen?

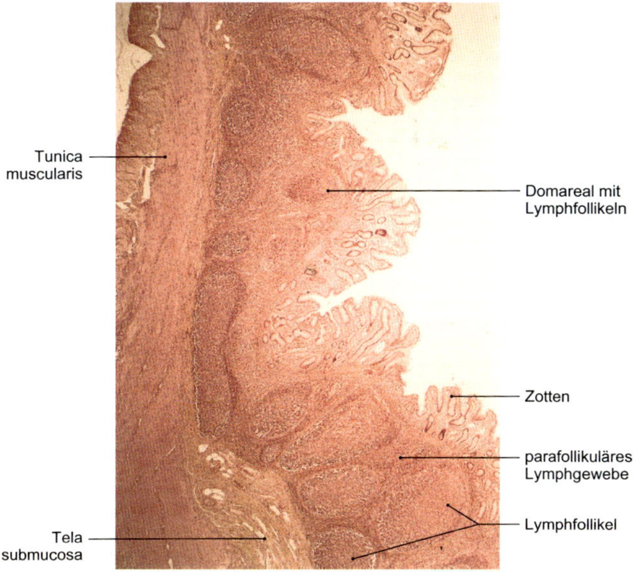

Abb. 6.13 Längsschnitt durch das Ileum mit PEYER-Plaques. Schwein, 25x, H.E.-Färbung. [R170-3]

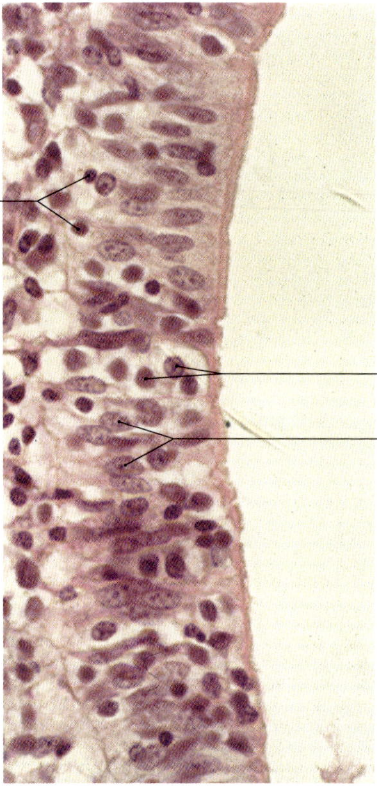

Abb. 6.14 Ausschnitt des Ileumepithels. Schwein, 460x, H.E.-Färbung. [R170-3]

a

M-Zellen können über vesikulären Transport Antigene aus dem Darmlumen aufnehmen und diese den Lymphozyten im Epithel präsentieren. Man findet sie hauptsächlich im **Domepithel,** einem lymphozytenreichen Areal oberhalb der Lymphfollikel.

Wurmfortsatz (Appendix vermiformis)

Zu welchem Abschnitt des Darmtrakts gehört die Appendix vermiformis?

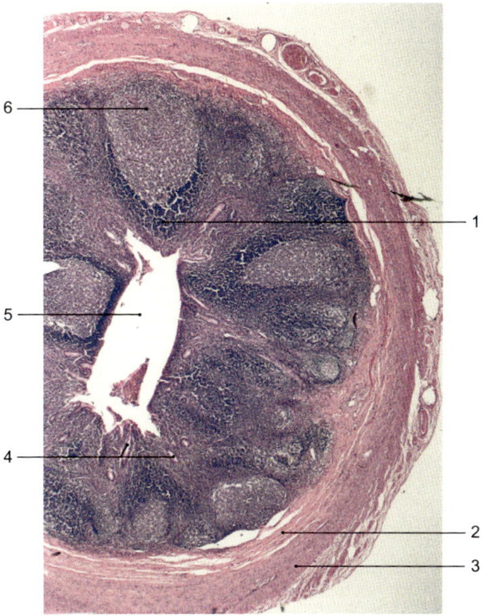

Abb. 6.15 Querschnitt durch die Appendix vermiformis. Mensch, 25x, H.E.-Färbung. [R170-3]

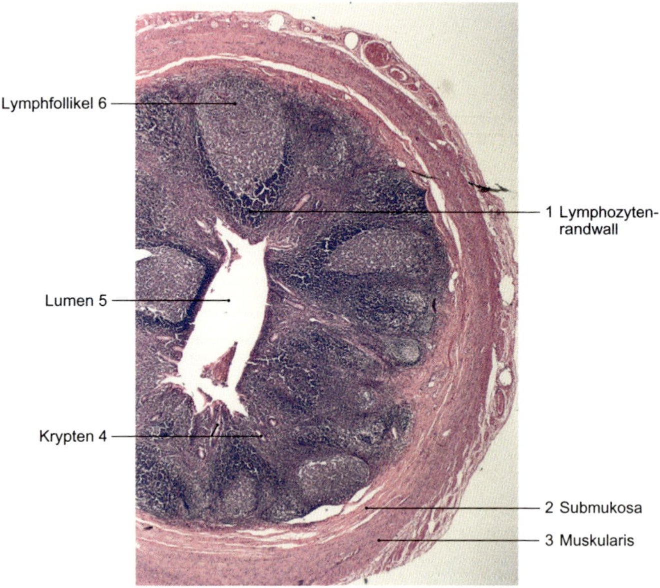

Abb. 6.16 Querschnitt durch die Appendix vermiformis. Mensch, 25x, H.E.-Färbung. [R170-3]

Die **Appendix vermiformis** gehört zum **Caecum** (Blinddarm) und bildet dessen wurmartigen Fortsatz (Appendizitis = Entzündung des Wurmfortsatzes).

Dickdarm (Kolon)

Welche histologischen Unterschiede finden sich zwischen Dünndarm und Dickdarm innerhalb der Schleimhaut?

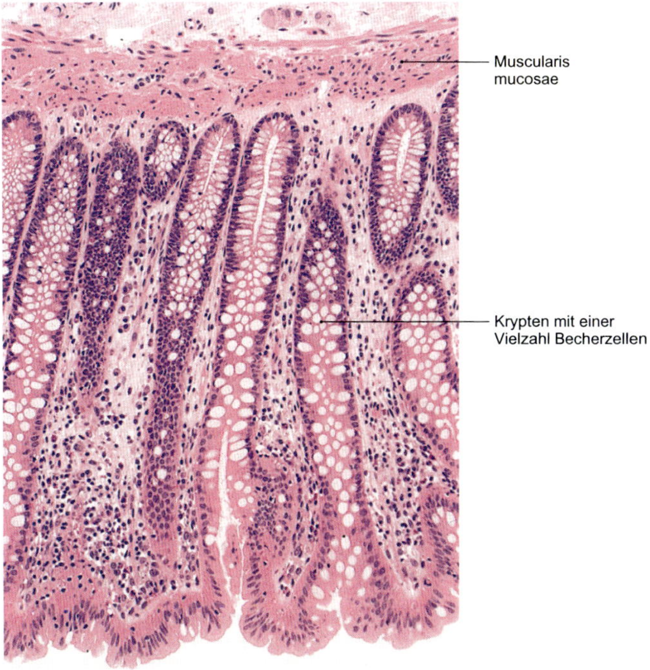

Abb. 6.17 Schleimhaut des Kolons. Mensch, 200x, Plastikschnitt, H.E.-Färbung. [R252]

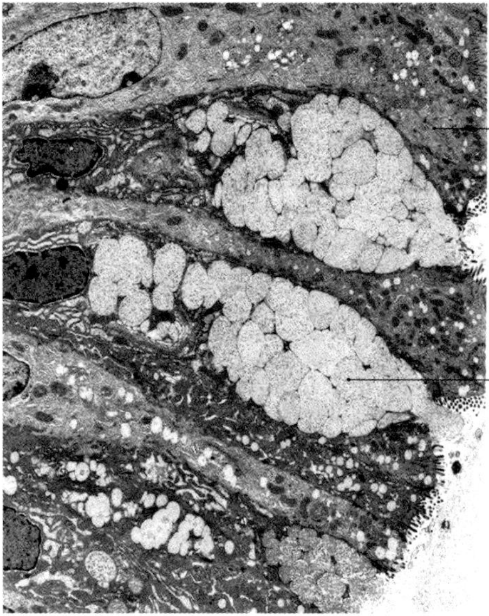

Abb. 6.18 Epithel einer Kolonkrypte. Maus, 3.000x, EM. [R170-3]

Im **Dickdarm** fehlen typische Zotten und es treten vermehrt **Becherzellen** innerhalb der Schleimhaut auf.

Kolonkarzinome gehören zu den häufigsten malignen Tumoren beim Menschen, mit einem Altersgipfel ab dem 50. Lebensjahr.

Analkanal

Beschreiben Sie die unterschiedlichen Epithelabschnitte des Analkanals.

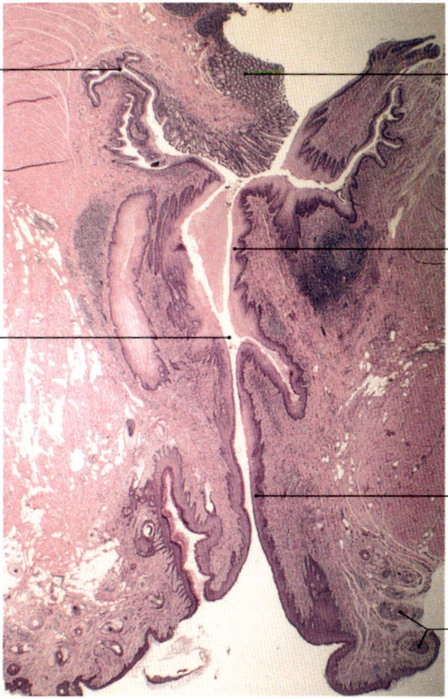

Abb. 6.19 Analkanal im Längsschnitt. Rhesusaffe, 15x, H.E.-Färbung. [R170-3]

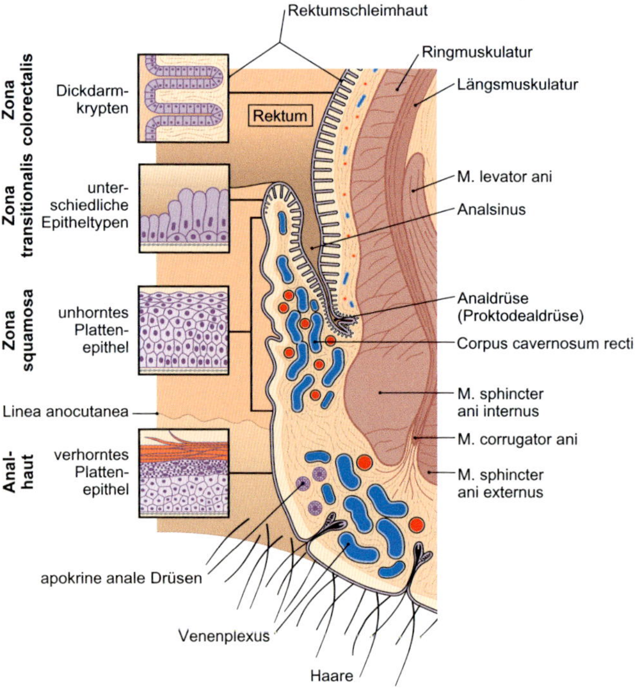

Abb. 6.20 Einzelne Epithelabschnitte und Anatomie des Analkanals. [L107]

a

Der **Analkanal** besteht aus einer **Zona colorectalis,** in der sich die typischen Dickdarmkrypten befinden, einer **Zona transitionalis** mit unterschiedlichen Epitheltypen und einer **Zona squamosa,** die durch ein unverhorntes Plattenepithel gekennzeichnet ist. Nach außen hin setzt er sich in die Epidermis der Analhaut fort, die aus einem verhornten Plattenepithel besteht.

Beschreiben Sie den Aufbau eines Periportalfelds.

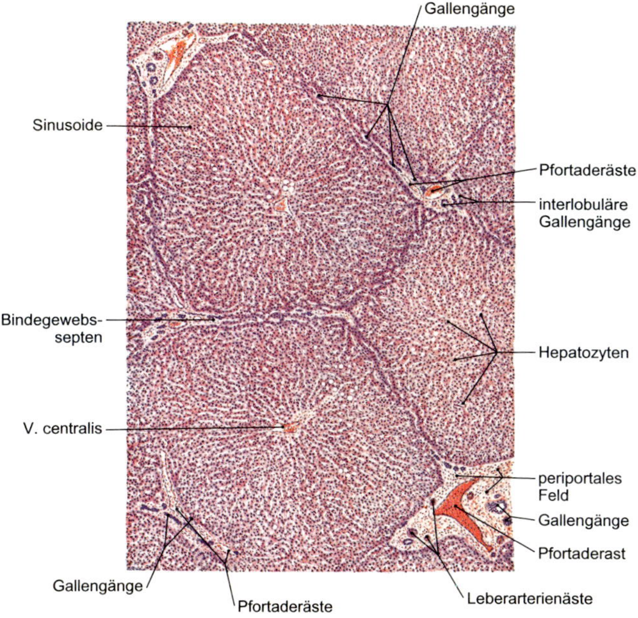

Abb. 6.21 Leber des Menschen. 70x, Zeichnung nach H.E.-Färbung. [R252]

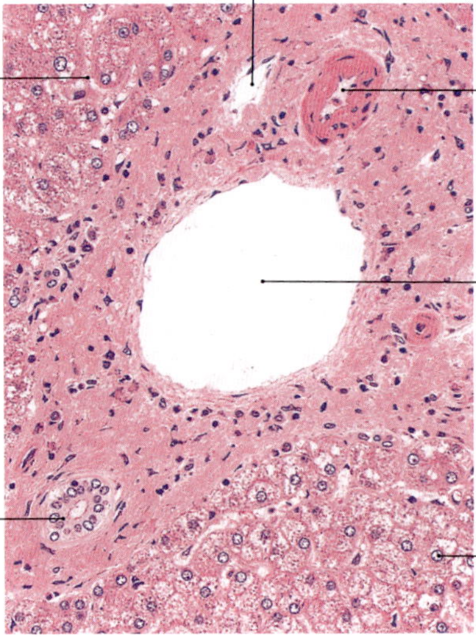

Abb. 6.22 Periportalfeld der Leber. Mensch, 200x, Plastikschnitt. [R252]

a

Ein **Periportalfeld** besteht typischerweise aus einem Ast der V. portae (Pfortader), einem Ast der A. hepatica propria und einem intrahepatischen Gallengang sowie vereinzelten Lymphgefäßen.
Das Blut der Periportalgefäße fließt in Richtung Zentralvene. Dagegen erfolgt der Fluss der Gallenflüssigkeit entgegengesetzt in Richtung der intralobulären Gallengänge.

Bauchspeicheldrüse (Pankreas)

Beschreiben Sie grob die exokrine Funktion des Pankreas.

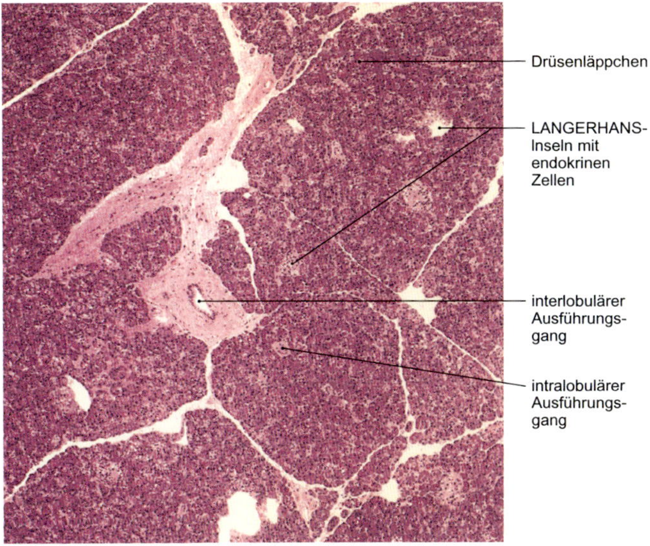

Abb. 6.23 Pankreas, Übersicht. Mensch, 45x, H.E.-Färbung. [R170-3]

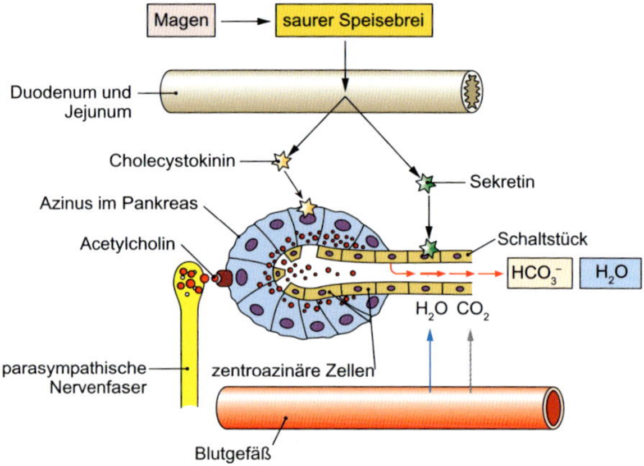

Abb. 6.24 Funktionen des exokrinen Pankreas. [L141]

a

Die **serösen Drüsenzellen** der Pankreasazini bilden Verdauungsenzyme sowie eine isotone alkalische Flüssigkeit, in der die Enzyme gelöst sind. Ein Teil der Verdauungsenzyme (Proteasen, z.B. Trypsin und Chymotrypsin) wird dabei in inaktiver Form (Zymogene) sezerniert, andere Enzyme (wie Amylase und Lipasen) in ihrer aktiven Form.
Die **Epithelzellen der Schaltstücke,** die sich weit ins Azinuslumen einstülpen, sezernieren Wasser und Bicarbonat. Erst im Duodenum werden die inaktiven Proteasen des Pankreas durch den dort vorherrschenden pH-Wert (ca. 5–8 durch BRUNNER-Drüsen des Duodenums, sauren Magenbrei und Pankreassekret) aktiviert.

Niere (Ren)

Definieren Sie stichpunktartig die Aufgaben der Niere.

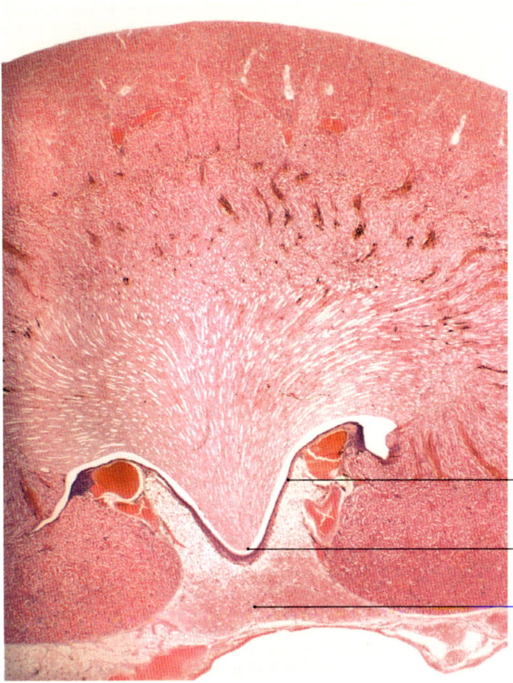

Abb. 7.1 Schnitt durch eine Niere, Übersicht. Ratte, 12x, H.E.-Färbung. [R252]

a

Die Hauptaufgaben der Niere sind:
- Ausscheidung von Stoffwechselendprodukten (Harnstoff, Medikamente, Gifte etc.)
- Regulation des Elektrolyt- und Wasserhaushalts (Na^+-, K^+-, Ca^{2+}-, Cl^--Konzentrationen in Blut und Interzellularflüssigkeit)
- Regulation des Säure-Basen-Haushalts (pH-Wert des Bluts), aktives Sezernieren von H^+-Ionen (Stoffwechsel) in den Harn → Harn ist (nahrungsabhängig) sauer.
- Druckfiltration des Primärharns → Blutdruckregulation zur Aufrechterhaltung der Filterleistung
- Hormonproduktion, z.B. Erythropoetin (EPO) bei sinkender Sauerstoffsättigung im Blut

i

20–25% des Herzminutenvolumens (HMV) gelangen in die Nieren (≈ 1,2 l Blut/min bei HMV von 5–6 l). Das entspricht einem Blutdurchfluss von ca. **1.700 l/Tag** bzw. einer glomerulären Filtrationsrate **(Primärharn)** von ca. **170 l/Tag.** Schließlich wird lediglich 1% des Primärharns (ca. **1,7 l/Tag**) als **Endharn** ausgeschieden.

Nierenkörperchen

Beschreiben Sie den Aufbau der BOWMAN-Kapsel.

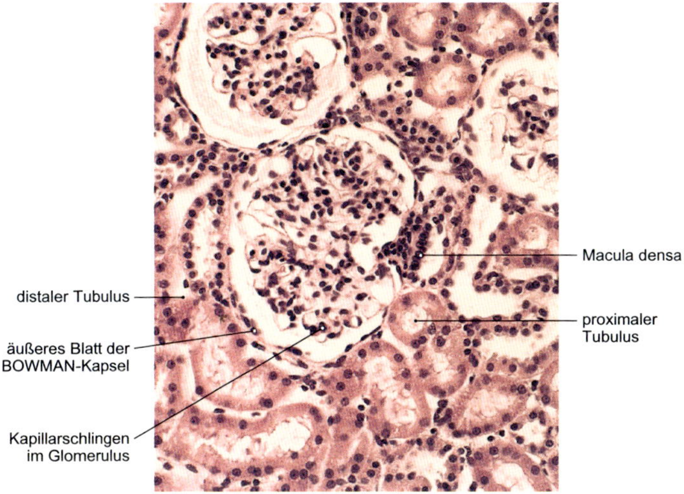

Abb. 7.2 Ausschnitt der Nierenrinde. Rhesusaffe, 250x, H.E.-Färbung. [R170-3]

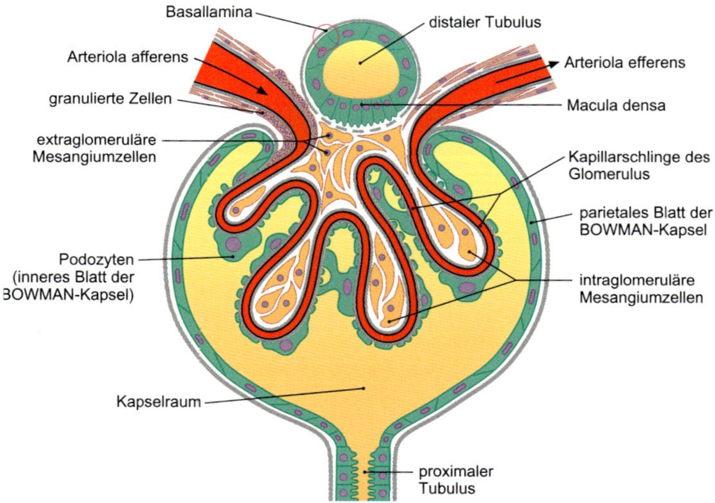

Abb. 7.3 Nierenkörperchen. [L107]

a

Als **BOWMAN-Kapsel** bezeichnet man das innere (viszerale) und das äußere (parietale) Blatt des Nierenkörperchens. Das innere Blatt liegt dem Kapillarknäuel auf (Podozyten), während das äußere Blatt die äußere Begrenzung des Nierenkörperchens darstellt. Zwischen beiden Blättern befindet sich der Kapselraum, der das Ultrafiltrat (Primärharn) aufnimmt und am Harnpol in den proximalen Tubulus abführt. Am gegenüberliegenden Gefäßpol gehen das innere und äußere Blatt ineinander über.

Blut-Harn-Schranke

Beschreiben Sie den Aufbau der Blut-Harn-Schranke.

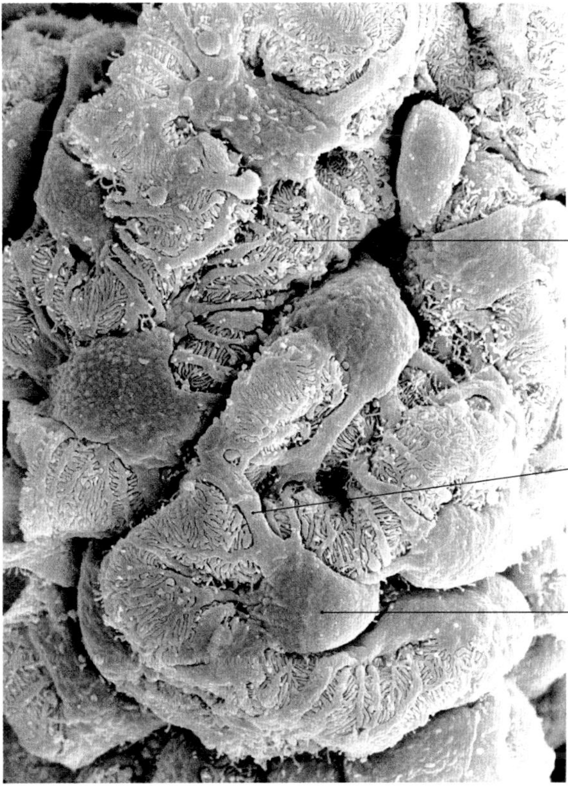

Abb. 7.4 Podozyten. Ratte, 3.600x, EM. [R170-3]

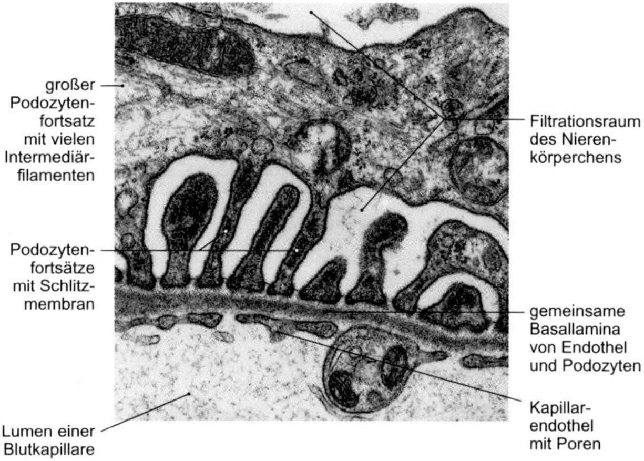

Abb. 7.5 Blut-Harn-Schranke. Mensch, 40.000x, EM. [R170-3]

Die **Blut-Harn-Schranke** setzt sich aus drei Anteilen zusammen:

- gefenstertes Endothel der Kapillaren
- gemeinsame Basallamina
- Podozyten-Schlitzmembran

Wasser und darin gelöste kleinere Moleküle (bis zu 5,2 kDa und mit einem Durchmesser von etwa 1,8 nm) passieren die Blut-Harn-Schranke relativ leicht. Größere und negativ geladene Moleküle können die Basalmembran kaum passieren.

Als **Proteinurie** bezeichnet man die übermäßige Ausscheidung von Proteinen (mehr als 150 mg/Tag) im Endharn, was unter Umständen auf eine Schädigung der Blut-Harn-Schranke schließen lässt.

Tubulussystem

Welche Strukturen werden zur HENLE-Schleife zusammengefasst?

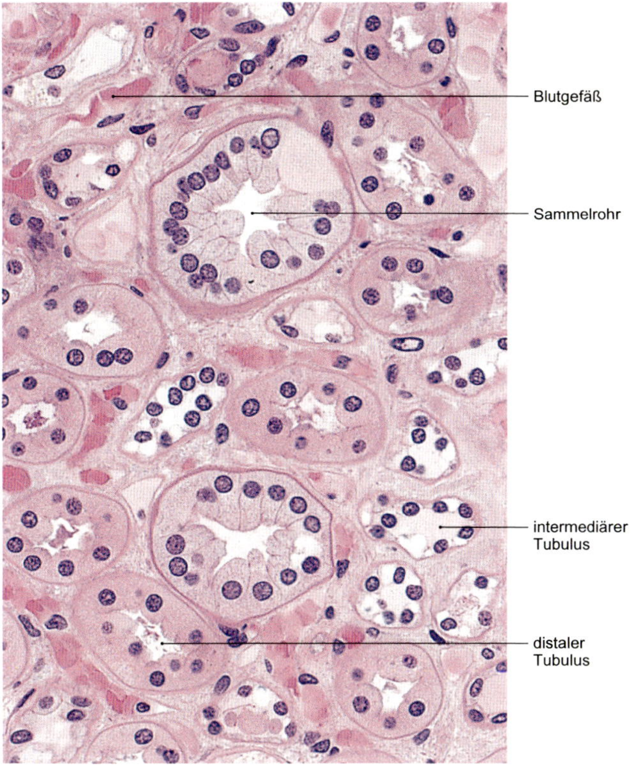

Abb. 7.6 Nierenmark. Mensch, 200x, Plastikschnitt, H.E.-Färbung. [R252]

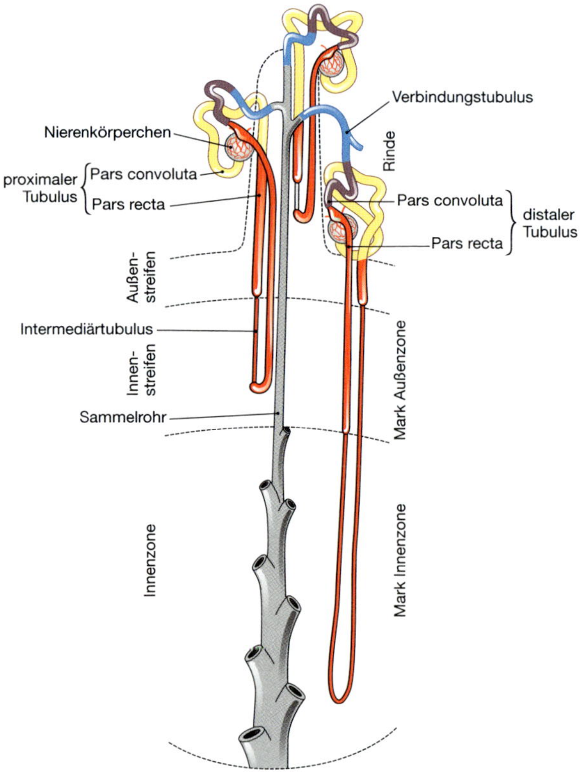

Abb. 7.7 Drei Nephrone mit unterschiedlicher Lage und unterschiedlich langen HENLE-Schleifen (rot). [L126, S007-2-24]

a

Als **HENLE-Schleife** werden die Partes rectae des jeweiligen proximalen und distalen Tubulus sowie der zugehörige Intermediärtubulus bezeichnet.

Harnleiter (Ureter)

In welcher der dargestellten Strukturen findet man das Protein Uroplakin?

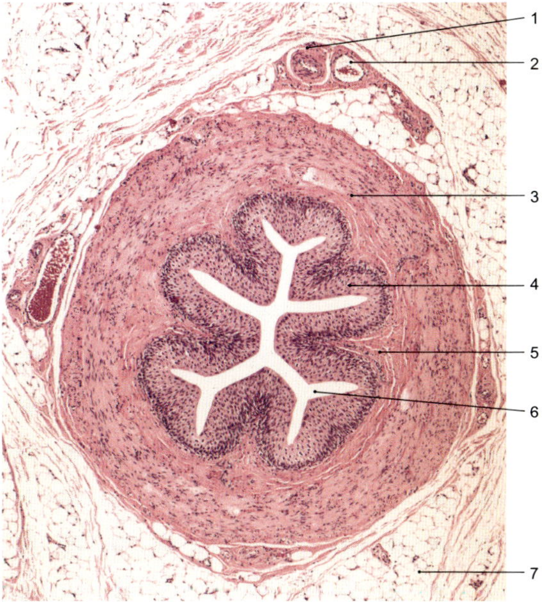

Abb. 7.8 Ureter im Querschnitt. Rhesusaffe, 45x, H.E.-Färbung. [R170-3]

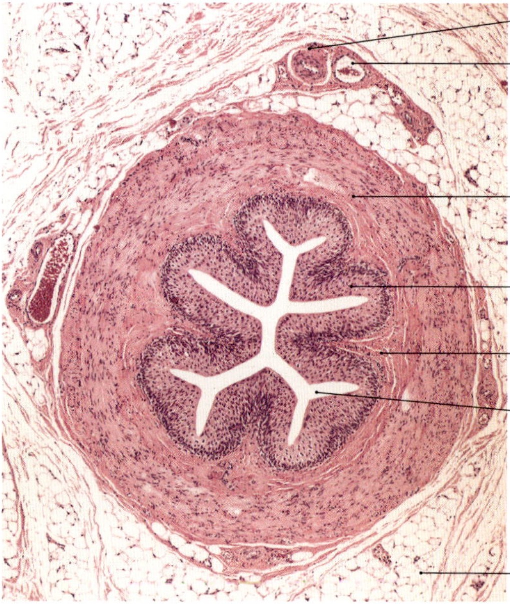

Abb. 7.9 Ureter im Querschnitt. Rhesusaffe, 45x, H.E.-Färbung. [R170-3]

Als **Uroplakine** bezeichnet man spezielle Transmembranproteine der Deckzellen, die zusammen mit den Tight Junctions die Widerstandsfähigkeit und Undurchlässigkeit des Urothels ausmachen.

Harnröhre (Urethra)

Welche Veränderungen der Epithelauskleidung findet man im Verlauf der Urethra?

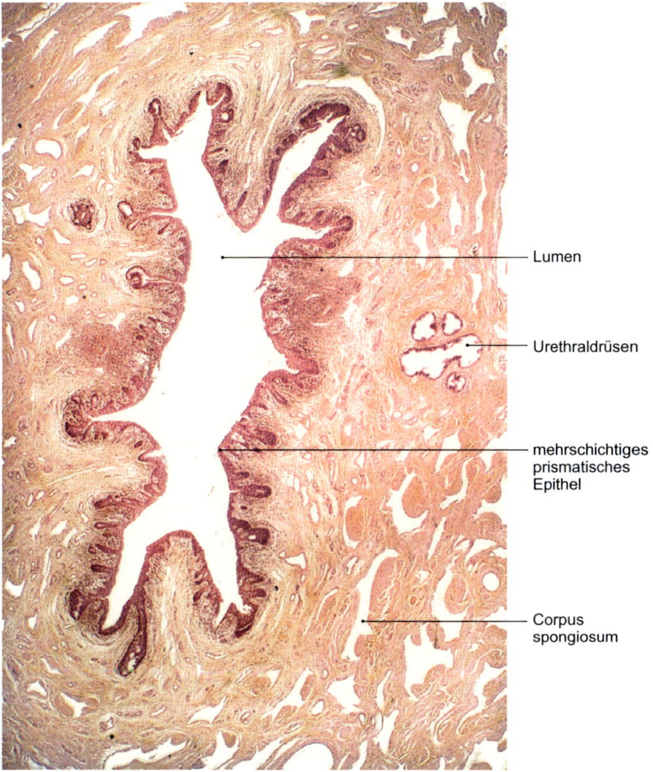

Abb. 7.10 Urethra eines Mannes. 25x, H.E.-Färbung. [R252]

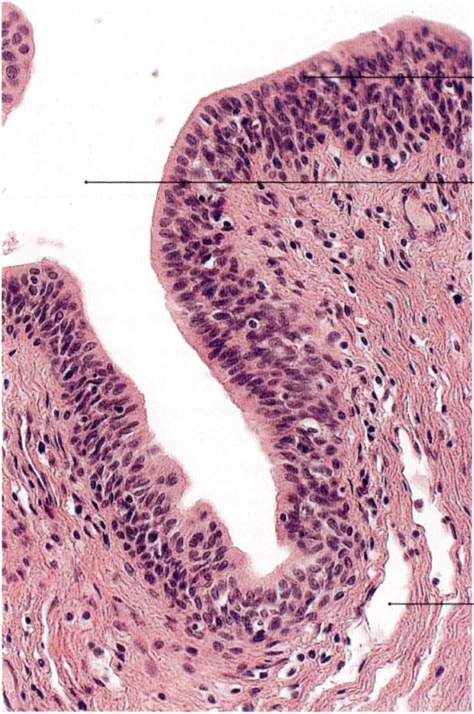

Abb. 7.11 Ausschnitt aus der Urethra eines Mannes. 200x, H.E.-Färbung. [R252]

a

Bis zur Einmündung der Ductus ejaculatorii (in der Pars prostatica urethrae) ist die Urethra mit **Urothel** ausgekleidet. Distal davon geht das Epithel in ein mehrschichtiges prismatisches Epithel über, das im Bereich der Fossa navicularis urethrae (Glans penis) in ein mehrschichtiges unverhorntes Plattenepithel übergeht.

Hoden (Testis)

In welcher der dargestellten Strukturen findet die funktionelle Reifung der Spermien statt?

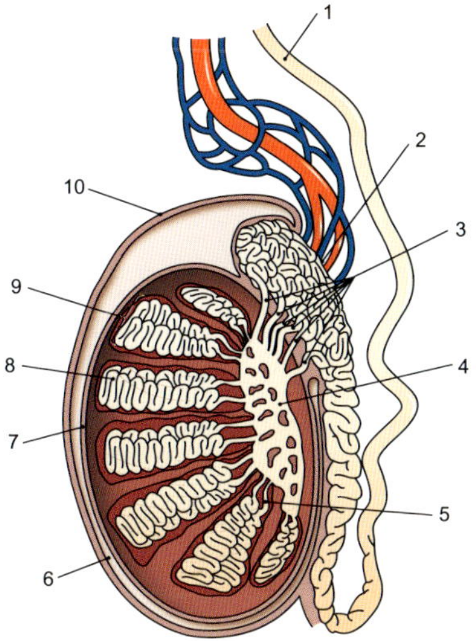

Abb. 8.1 Hoden, Nebenhoden und Samenleiter. [L141]

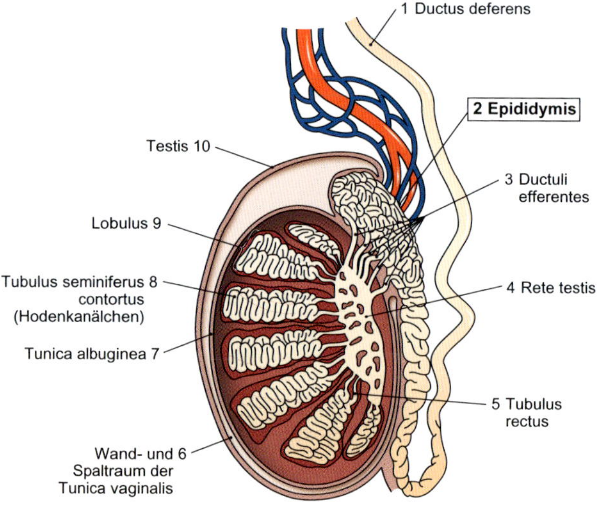

Abb. 8.2 Hoden, Nebenhoden und Samenleiter. [L141]

a

Im Gegensatz zur genetischen Reifung, die in den Tubuli seminiferi contorti des Hoden stattfindet, erfolgt die funktionelle Reifung der gebildeten Spermatozoen im **Nebenhoden (Ductus epididymidis).** Die Verweildauer der Spermatozoen im Nebenhoden beträgt dabei etwa 12 Tage.

Hodenkanälchen (Tubuli seminiferi)

Welche Zellen bilden die Blut-Hoden-Schranke?

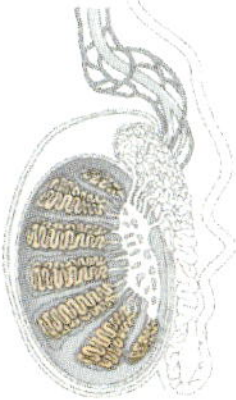

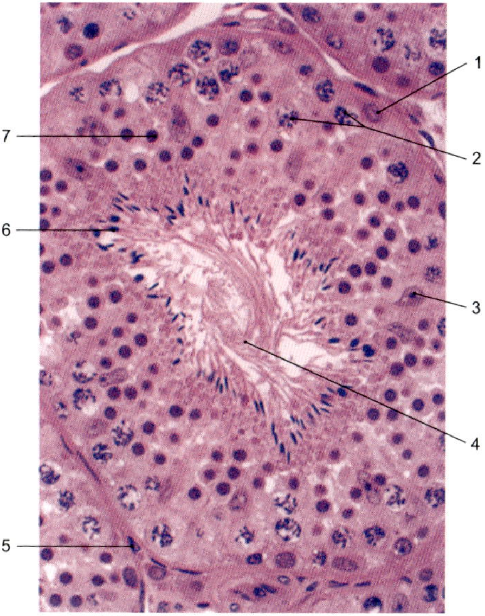

Abb. 8.3 Keimepithel des Hodens mit Spermatogenesestadien. Rhesusaffe, 450x, Plastikschnitt, H.E.-Färbung. [R170-3, L141]

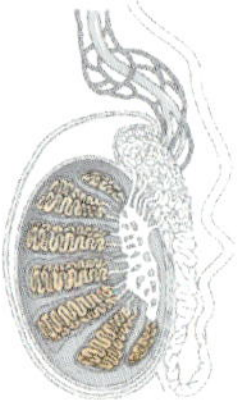

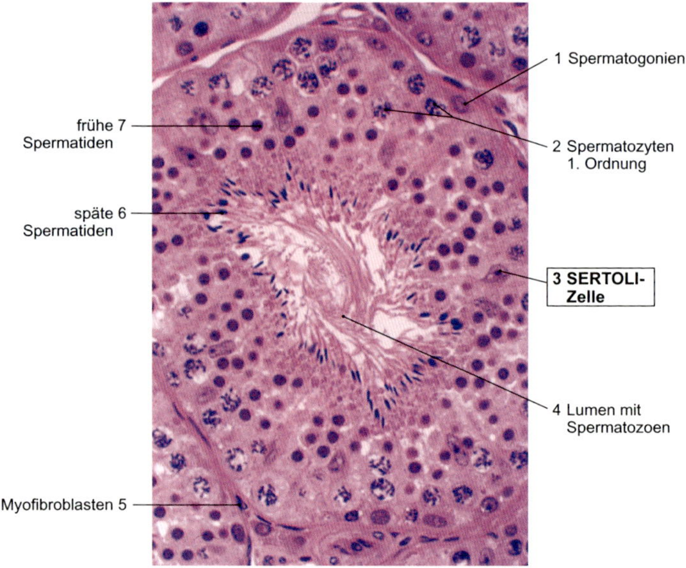

Abb. 8.4 Keimepithel des Hodens mit Spermatogenesestadien. Rhesusaffe, 450x, Plastikschnitt, H.E.-Färbung. [R170-3, L141]

Durch die Tight Junctions der **SERTOLI-Zellen** erfolgt eine Trennung zwischen basalem und adluminalem Kompartiment innerhalb des Keimepithels. Diese Barriere stellt die **Blut-Hoden-Schranke** dar.

Spermatogenese

Definieren Sie die Stadien der Spermatogenese.

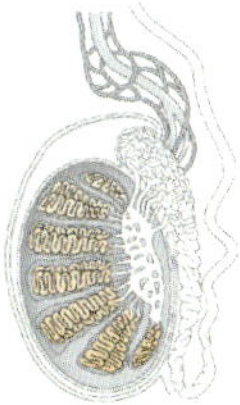

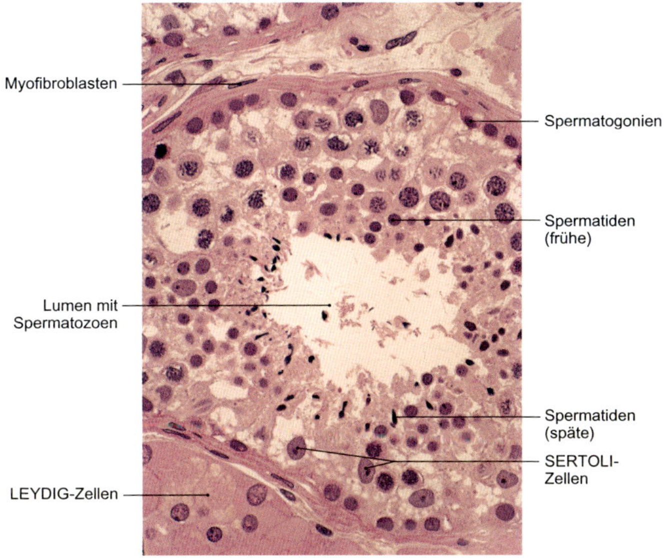

Abb. 8.5 Keimepithel des Hodens mit unterschiedlichen Spermatogenesestadien. Mensch, 450x, H.E.-Färbung. [R170-3, L141]

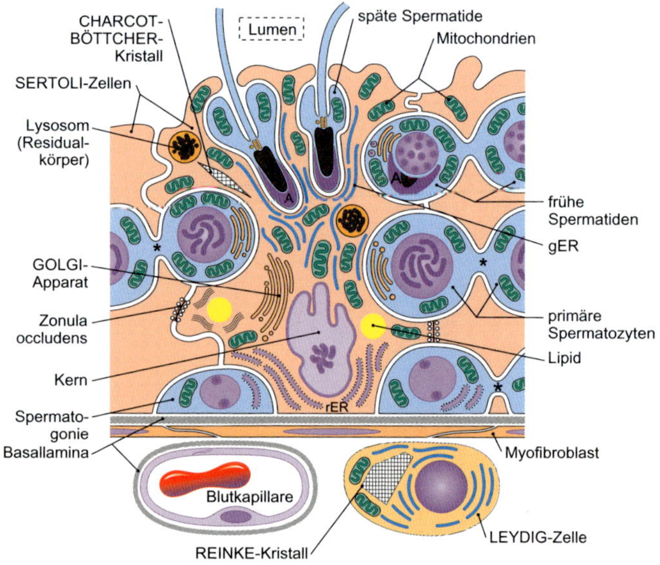

Abb. 8.6 Keimepithel des Hodens. [L107, R252]

Man unterschiedet verschiedene Stadien und Zellen der Spermatogenese, die sich histologisch gut voneinander differenzieren lassen:

- **Spermatogonien:** 2n2c, Zellen durch dünne Zytoplasmabrücken (*) bis zum späten Spermatidenstadium miteinander verbunden = Klone, im basalen Kompartiment
- **Spermatozyten Typ I:** 2n4c, primäre Spermatozyten, größte Zellen des Keimepithels
- **Spermatozyten Typ II:** 1n2c, Verweildauer von wenigen Stunden, daher im histologischen Präparat kaum nachweisbar
- **Spermatiden:** 1n1c, kleinste Zellen des Keimepithels, adluminal, Kern stark anfärbbar
- **Spermatozoen**: 1n1c, entspricht den ins Lumen des Hodenkanälchens freigelassenen späten Spermatiden

Hodennetz (Rete testis)

Beschreiben Sie Epithel und Funktion des Rete testis.

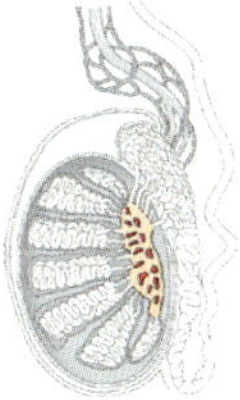

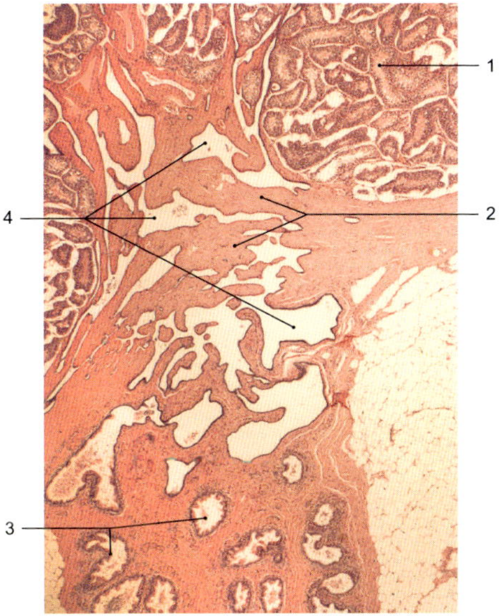

Abb. 8.7 Hoden. Rhesusaffe, 110x, H.E.-Färbung. [R170-3, L141]

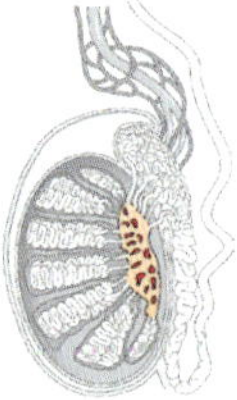

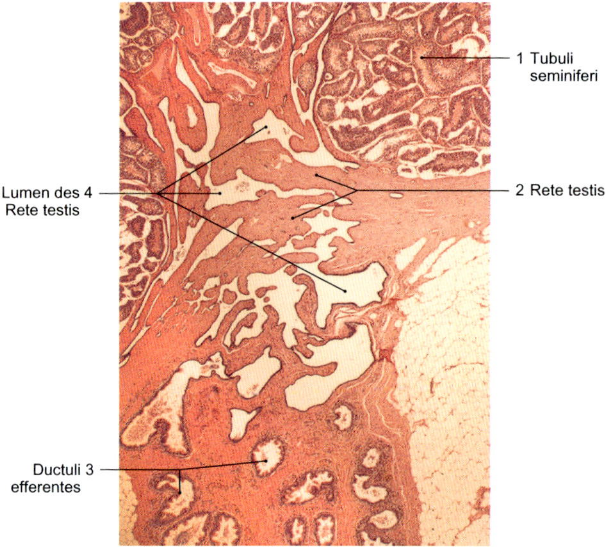

Abb. 8.8 Hoden. Rhesusaffe, 110x, H.E.-Färbung. [R170-3, L141]

a

Das **Rete testis** besteht aus einem einschichtigen flachen bis kubischen Epithel und dient der Weiterleitung der Spermatozoen vom Tubulussystem in den Nebenhoden.

Nebenhoden (Epididymis)

Beschreiben Sie Aufbau und Funktion des Ductus epididymidis.

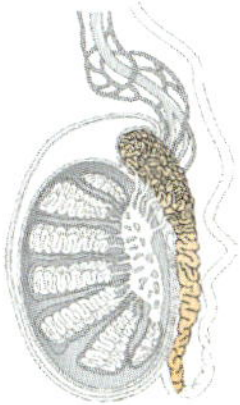

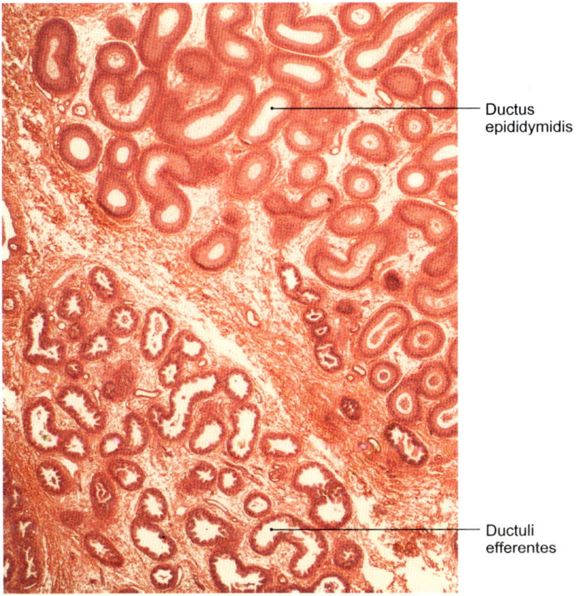

Abb. 8.9 Nebenhoden. Mensch, 25x, H.E.-Färbung. [R170-3, L141]

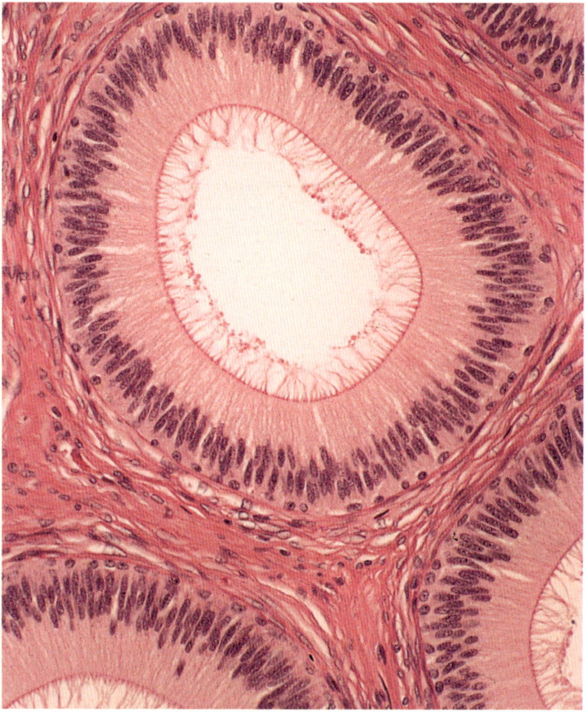

Abb. 8.10 Nebenhodengang im Querschnitt. Mensch, 250x, H.E.-Färbung. [R170-3]

a

Beim **Ductus epididymidis** handelt es sich um einen etwa 5 m langen Gang, der mehrfach gewunden auf etwa 5 cm komprimiert dem Hoden anliegt (im Präparat häufig Mehrfachanschnitte). Das Epithel des Ductus epididymidis ist zweireihig hochprismatisch mit Stereozilien besetzt (Resorption von zu viel produzierten oder abgestorbenen Spermatozoen).

Samenstrang (Funiculus spermaticus); Samenleiter (Ductus deferens) 92

Beschreiben Sie den Wandaufbau des Ductus deferens.

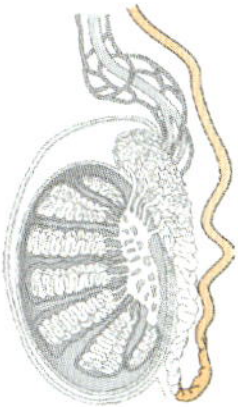

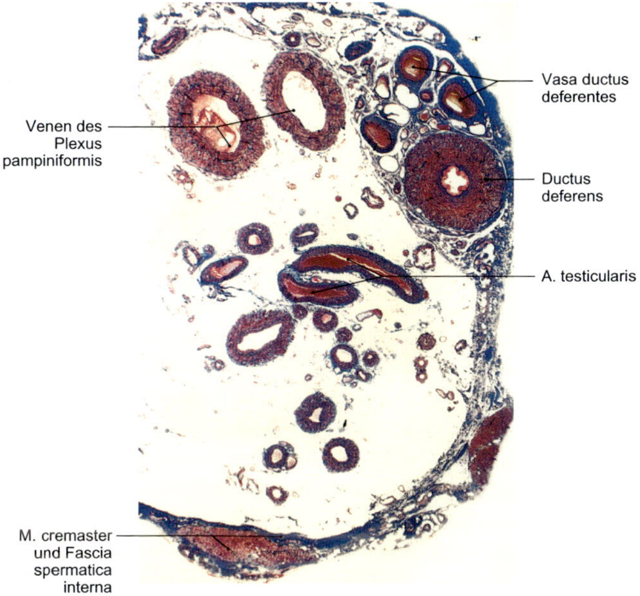

Abb. 8.11 Samenstrang, Übersichtsvergrößerung. Mensch, 5x, Azan-Färbung. [R170-3, L141]

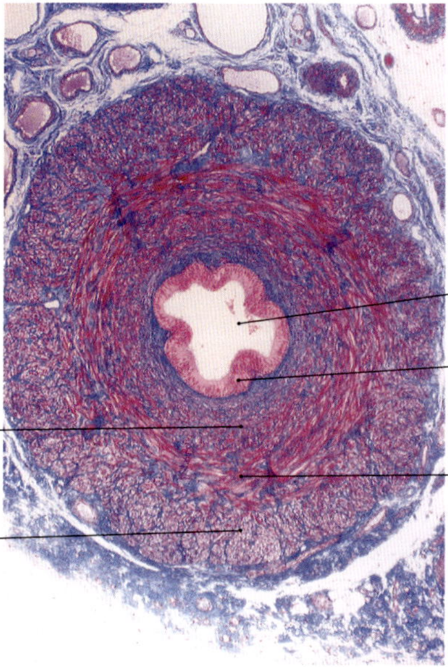

Abb. 8.12 Samenleiter. Mensch, 45x, Azan-Färbung. [R170-3]

a

Der **Ductus deferens** besitzt einen charakteristischen dreischichtigen muskulären Wandaufbau: äußere Längs-, mittlere Ring- und eine innere Längsmuskelschicht. Das Epithel ist zweireihig prismatisch mit Stereozilien, die gegen Ende des Samenleiters fehlen. Durch die Kontraktion der Muskulatur stellt sich das Lumen der Muskulatur sternförmig dar.

Bläschendrüse (Glandula vesiculosa)

Beschreiben Sie die Zusammensetzung des Ejakulats.

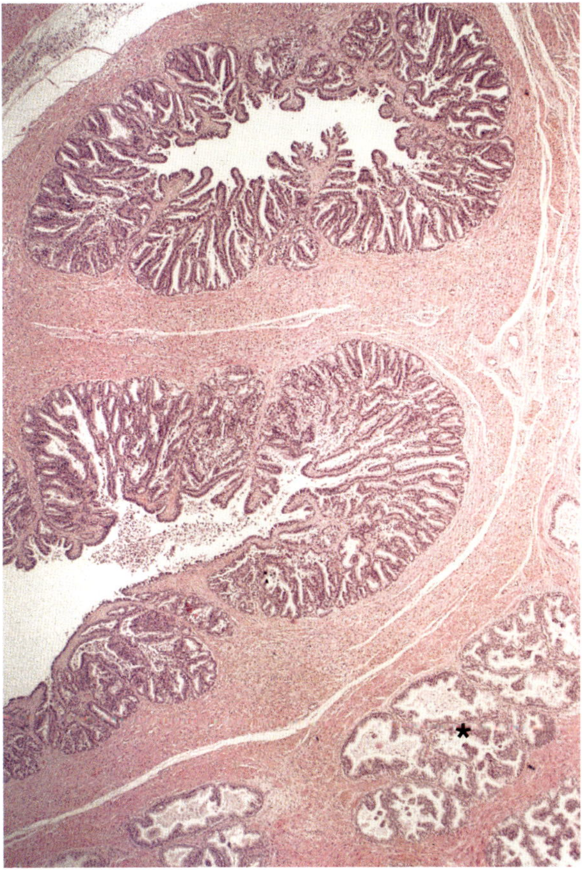

Abb. 8.13 Schleimhaut der Bläschendrüse mit Anschnitt der Prostata (*). Mensch, 25x, H.E.-Färbung. [R170-3]

Das **Ejakulat** (durchschnittliches Volumen von 4–6 ml) besteht aus einem korpuskulären Anteil (Spermatozoen, ca. 1%) und dem flüssigen Anteil (Seminalplasma). Der flüssige Anteil stammt aus Hoden, Nebenhoden, Bläschendrüse (ca. 69%) und Prostata (ca. 30%).
Der pH-Wert des Ejakulats liegt zwischen 7,2 und 7,8 – dies spielt für die Beweglichkeit der Spermatozoen im primär sauren und deshalb eher spermienlähmenden Vaginalsekret eine bedeutende Rolle. Die Zellen der Bläschendrüse produzieren ein fruktosehaltiges Sekret als Energieträger für die Spermienbewegung.

- Normospermie = normales Ejakulat (4 ml)
- Aspermie = kein Ejakulat
- Hypospermie = < 2,0 ml Ejakulat
- Hyperspermie = > 8,0 ml Ejakulat
- Normozoospermie = normale Spermatozoenzahl (≈ 40 Mio./ml)
- Azoospermie = keine Spermatozoen
- Oligozoospermie = < 20 Mio. Spermatozoen/ml
- Polyzoospermie = > 250 Mio. Spermatozoen/ml
- Asthenozoospermie = < 40% Spermatozoen haben progressive Motilität.
- Nekrozoospermie = Alle Spermatozoen sind unbeweglich.
- Teratozoospermie = > 60% der Spermatozoen sind fehlgebildet.

Vorsteherdrüse (Prostata) 94

Beschreiben Sie die Funktion der Prostata.

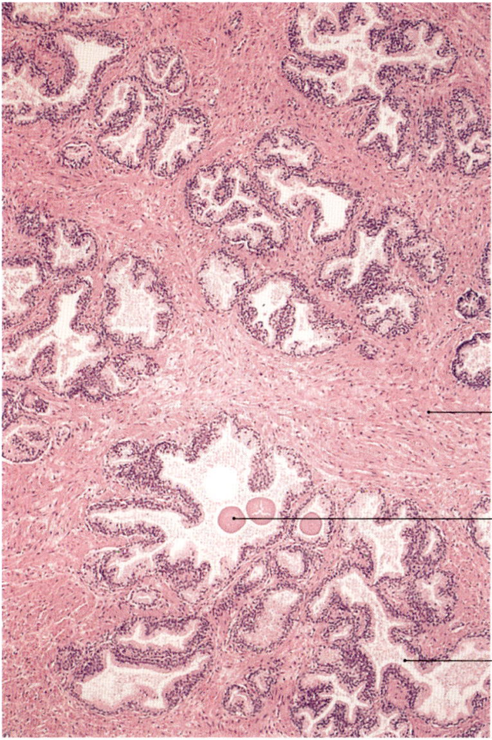

Abb. 8.14 Prostataübersicht. Mensch, 40x, H.E.-Färbung. [R252]

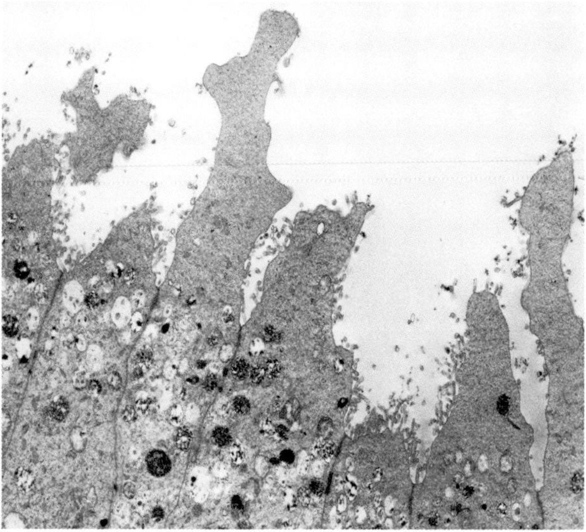

Abb. 8.15 Prostataepithel. Mensch, 12.000x, EM. [R170-3]

Die tubuloalveolären Drüsen der **Prostata** produzieren ein Sekret, das reich an alkalischen Phosphatasen und Proteasen ist, die der Verflüssigung des Ejakulats dienen (PSA = Prostata-spezifisches Antigen = Marker in der Tumordiagnostik).

Häufig findet man in histologischen Präparaten (altersabhängig) **Prostatasteine,** die bei der Differenzialdiagnose hilfreich sind. Sie entstehen als konzentrische Konkremente aus Sekretbestandteilen und abgeschilferten Epithelzellen.

Welche der gezeigten Strukturen kann einem Druck von bis zu 1 bar standhalten?

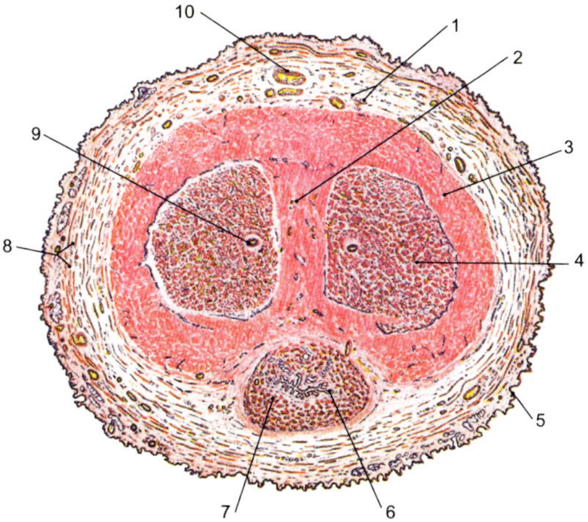

Abb. 8.16 Penis im Querschnitt. Mensch, 4x, Zeichnung nach H.E.-Färbung. [R252]

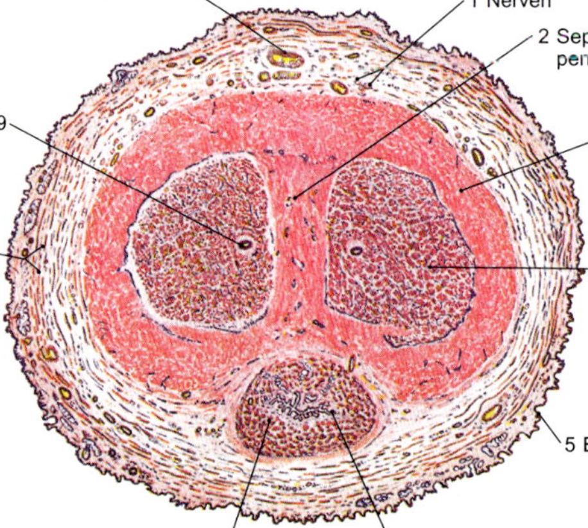

Abb. 8.17 Penis im Querschnitt. Mensch, 4x, Zeichnung nach H.E.-Färbung. [R252]

Beim **Baculum** oder **Os penis** handelt es sich um einen Knochen im Penis, der durch eine Verknöcherung der Corpora cavernosa bei sehr vielen Säugetierspezies vorkommt. Dieser Knochen ist bei den meisten Primaten (aber **nicht** beim Menschen!) nachweisbar.

Penisschwellkörper (Corpus cavernosum, Corpus spongiosum) 96

Beschreiben Sie die Phasen der Erektion.

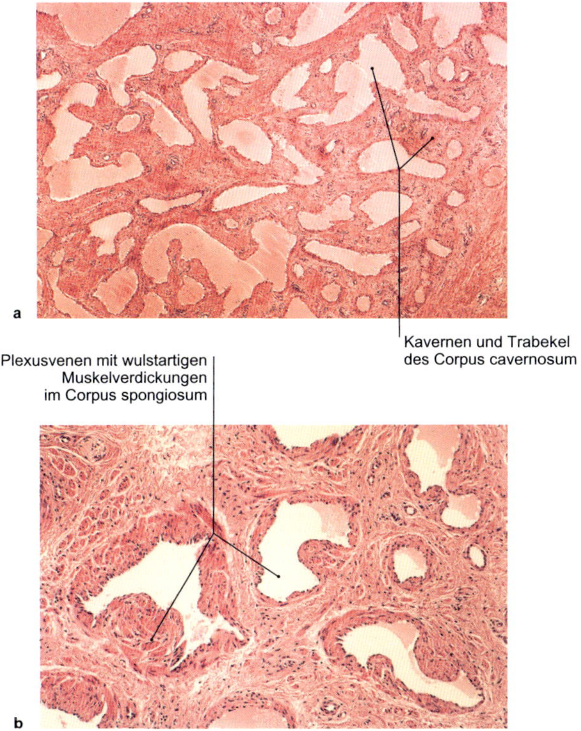

Abb. 8.18 (**a**) Corpus cavernosum. Mensch, 45x, H.E.-Färbung. (**b**) Corpus spongiosum. Mensch, 45x, H.E.-Färbung. [R170-3]

Die Erektion gliedert sich in mehrere Phasen:

- **Ruhephase:** geringer arterieller und venöser Blutfluss
- **Füllungsphase:** Relaxation der Arterien, Steigerung des Blutflusses in der A. pudenda interna; venöser Abstrom konstant, Füllung der Schwellkörper wird durch intertrabekuläre Relaxation erleichtert.
- **Tumeszenzphase:** Druckanstieg auf 80–90% der systolischen Druckwerte in den Corpora cavernosa, Vv. emissariae werden komprimiert, venöser Abfluss sinkt.
- **Rigiditätsphase:** Kontraktion des M. ischiocavernosus erhöht Druck im Corpus cavernosus auf etwa 1 bar; während dieser Phase wird der Schwellkörper nicht durchblutet.

Als **Priapismus** bezeichnet man schmerzhafte Dauererektion, die mehr als 2 h anhält und entsprechend der Definition der Rigiditätsphase keinen Blutfluss im Corpus cavernosum erlaubt. Unbehandelt kann der Priapismus zur erektilen Dysfunktion oder im schlimmsten Fall zur Gewebsnekrose des Penis führen.

Was ist ein atretischer Follikel?

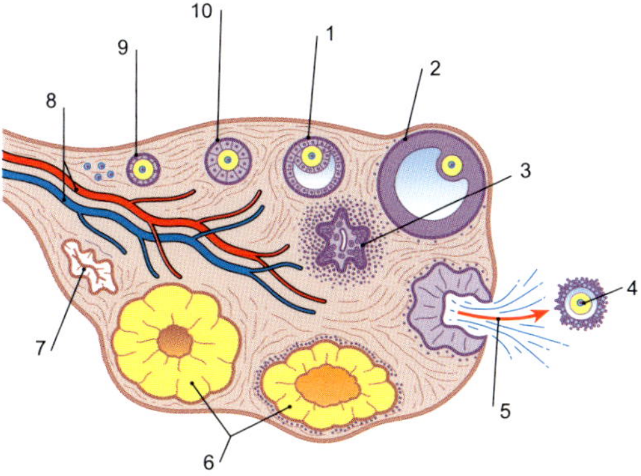

Abb. 8.19 Follikelentwicklung im Ovar. [L107]

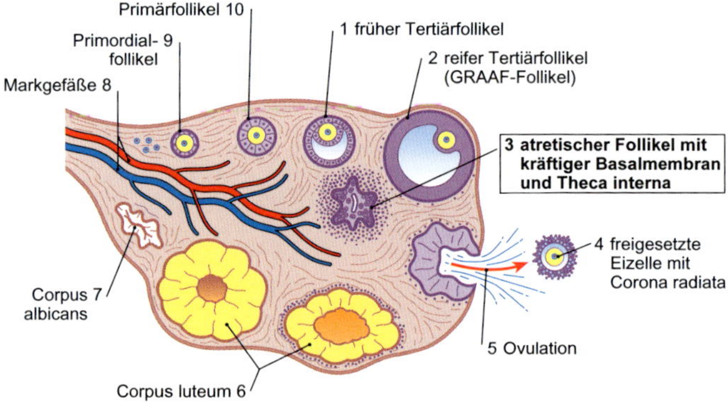

Abb. 8.20 Follikelentwicklung im Ovar. [L107]

Als **atretische Follikel** (atretisch = uneröffnet) werden alle Follikel bezeichnet, die **degenerieren,** bevor sie die Sprungreife erreicht haben. Dies trifft prinzipiell für Primär-, Sekundär- und Tertiärfollikel zu.

Die **Atresie** betrifft die allermeisten Follikel und führt zu einer Verminderung der Follikelzahl von 1–2 Millionen (Geburt) auf 400.000 (Beginn der Pubertät). Nach der ca. 40-jährigen Fortpflanzungsperiode ist der Follikelvorrat völlig aufgebraucht.

Primordial- und Primärfollikel

Worin unterscheiden sich histologisch Primordialfollikel von Primärfollikeln?

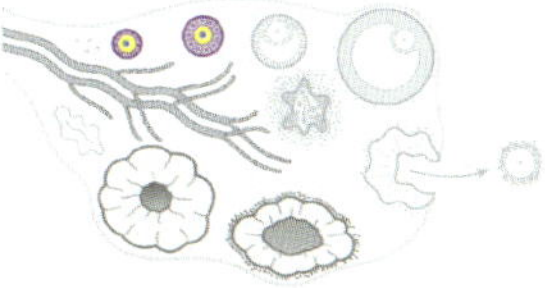

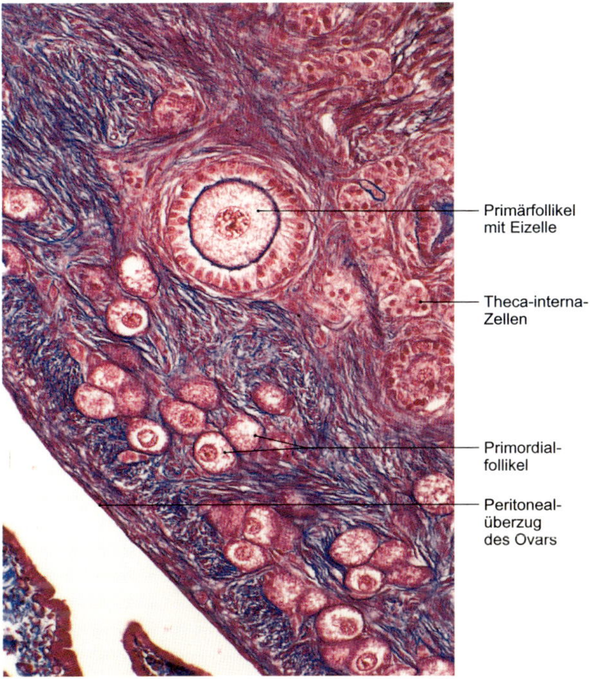

Abb. 8.21 Ovar. Katze, 250x, Azan-Färbung. [R170-3, L107]

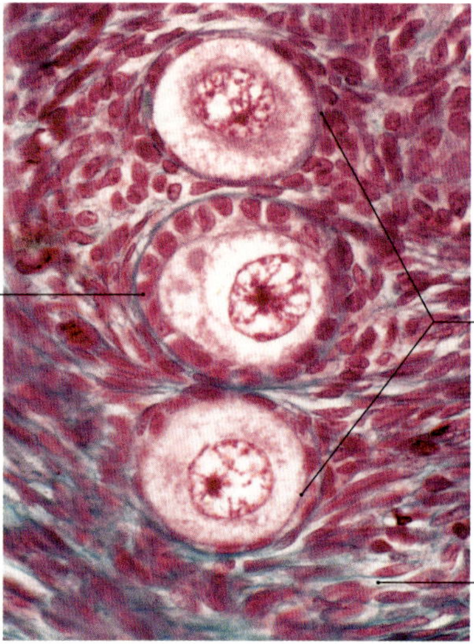

Abb. 8.22 Primordial- und Primärfollikel, Ovar. Mensch, 440x, Säurefuchsin-Färbung. [R170-3]

a

Beim **Primordialfollikel** ist die Eizelle von einem flachen Follikelepithel umgeben, das sich beim **Primärfollikel** zu einem einschichtigen Zylinderepithel umdifferenziert.

Tertiärfollikel

Was bezeichnet man als Corona radiata?

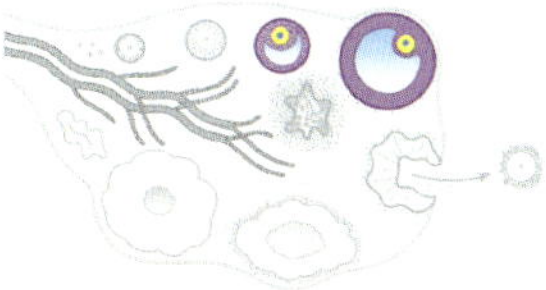

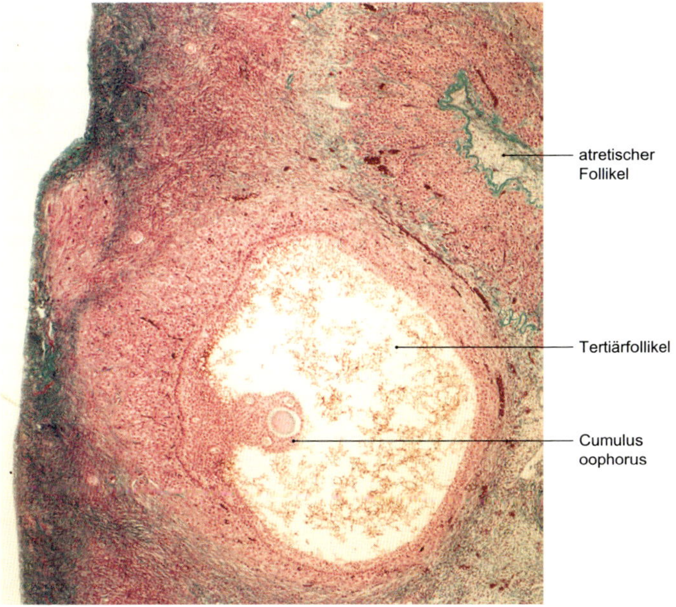

Abb. 8.23 Ovar. Mensch, 250x, Säurefuchsin-Färbung. [R170-3, L107]

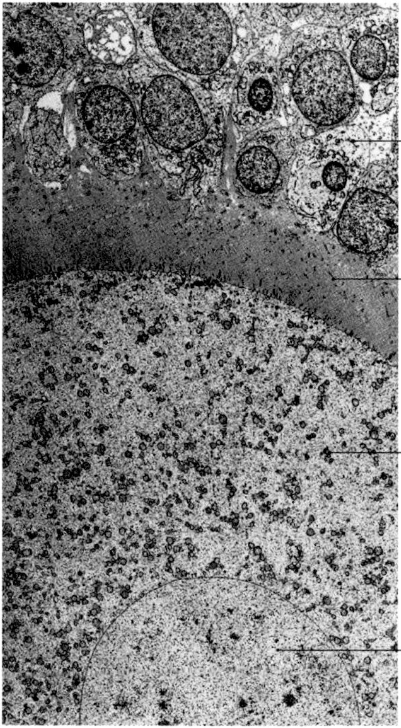

Abb. 8.24 Ovar. Mensch, 2.100x, EM. [R252]

Die **Granulosazellen,** die in direkter Nachbarschaft zur Zona pellucida liegen, werden als **Corona radiata** bezeichnet. Diese Zellen umhüllen die Eizelle auch nach dem Eisprung auf ihrem Weg in die Tuba uterina.

Gelbkörper (Corpus luteum) 100

Was ist die Funktion des Corpus luteum?

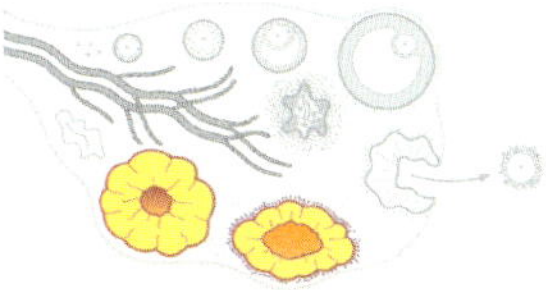

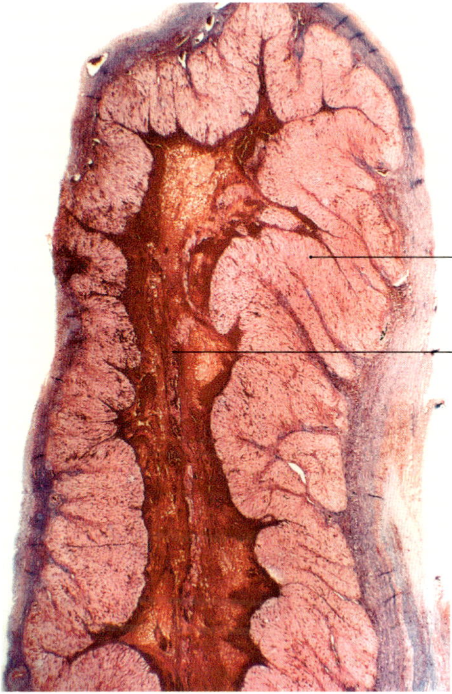

Abb. 8.25 Ovar. Mensch, 5x, Azan-Färbung. [R170-3, L107]

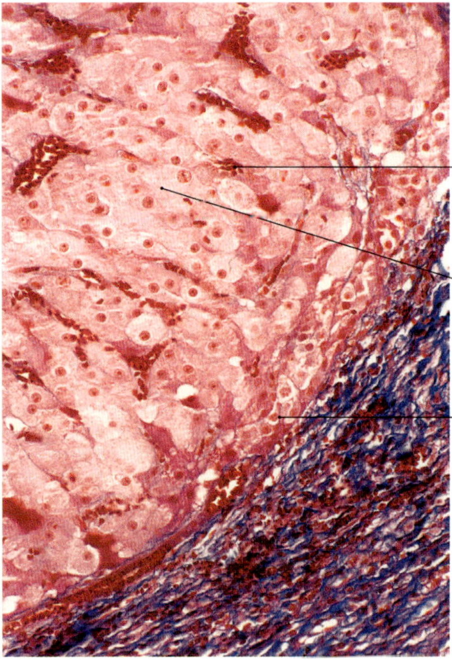

Abb. 8.26 Ovar. Mensch, 250x, Azan-Färbung. [R170-3]

Das **Corpus luteum** produziert nach der Ovulation Androgene (Theka-Luteinzellen) sowie Östrogene und vor allem Progesteron (Granulosa-Luteinzellen).

Im Corpus luteum lagern die **Granulosa-Luteinzellen** zunehmend Lipidtröpfchen ein, was zur typischen Gelbfärbung des Gewebes (Gelbkörper) führt.

Eileiter (Tuba uterina)

Welche Zellen bilden das Epithel der Tuba uterina?

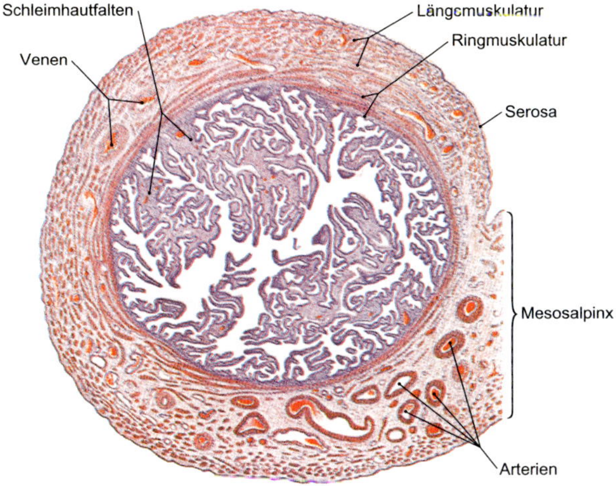

Abb. 8.27 Tuba uterina in Höhe der Ampulle, Querschnitt. Mensch, 22x, Zeichnung nach H.E.-Färbung. [R252]

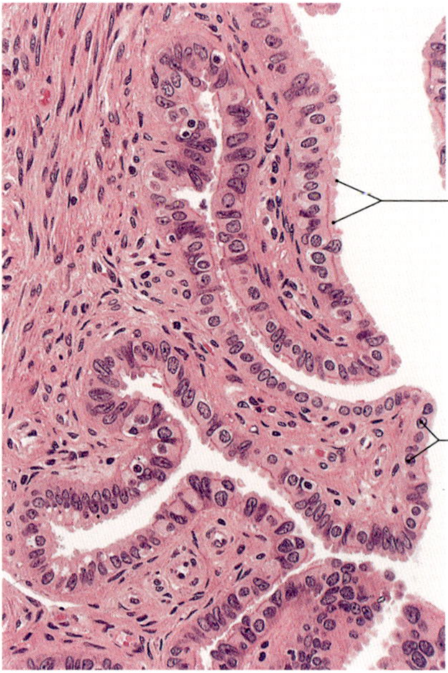

Abb. 8.28 Schleimhautfalten der Tuba uterina im Bereich der Ampulle. Mensch, 200x, H.E.-Färbung. [R252]

a

Das einschichtige prismatische Epithel der **Tuba uterina** besteht aus Drüsenzellen, die mit ihrem Sekret einen Flüssigkeitsfilm zum Schutz und zur Ernährung der Eizelle bilden. Weiterhin findet man Flimmerzellen, die mit ihrem Kinozilienschlag für eine gerichtete Bewegung des Flüssigkeitsfilms in Richtung Uterus sorgen.

Gebärmutter (Uterus)

Beschreiben Sie die histologischen Unterschiede des Endometriums in den unterschiedlichen Zyklusphasen.

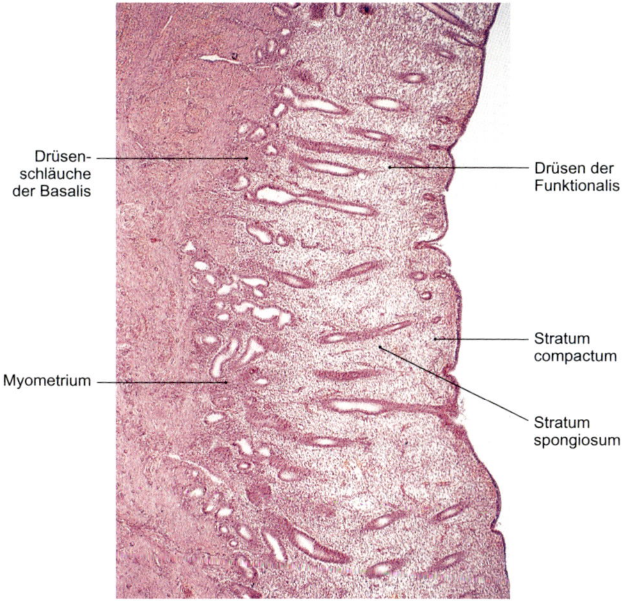

Abb. 8.29 Uterus (Endometrium). Mensch, 20x, H.E.-Färbung. [R252]

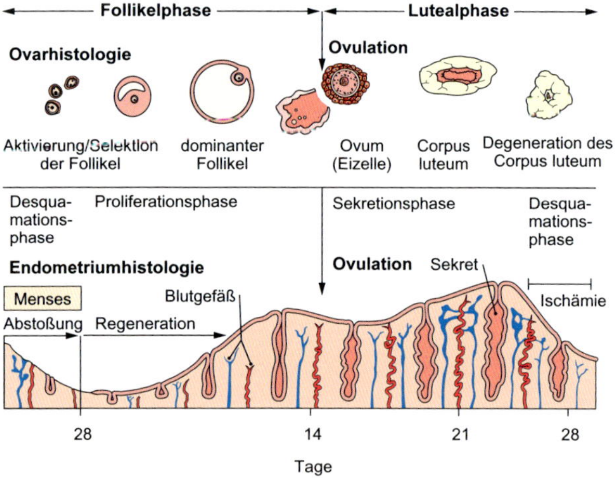

Abb. 8.30 Weiblicher Monatszyklus im Schema. [L106, S130-5]

a

Im weiblichen Monatszyklus unterscheidet man histologisch drei wichtige Phasen des Endometriums:

- **Desquamationsphase:** auch Menstruationsphase; Abstoßen der Funktionalis, Basalis mit Wundfläche
- **Proliferationsphase:** bis zur Ovulation, Deckung der Wundfläche mit neuem Epithel, Verlauf der Schleimhautdrüsen gestreckt bis geschlängelt, zahlreiche Mitosen
- **Sekretionsphase:** keine Proliferation, Drüsenzellen mit retronukleären Vakuolen, Sägeblattform der Schleimhautdrüsen, Spiralarterien

Übergang Cervix uteri – Portio vaginalis uteri

Beschreiben Sie den histologischen Aufbau und die Besonderheit des vaginalen Epithels.

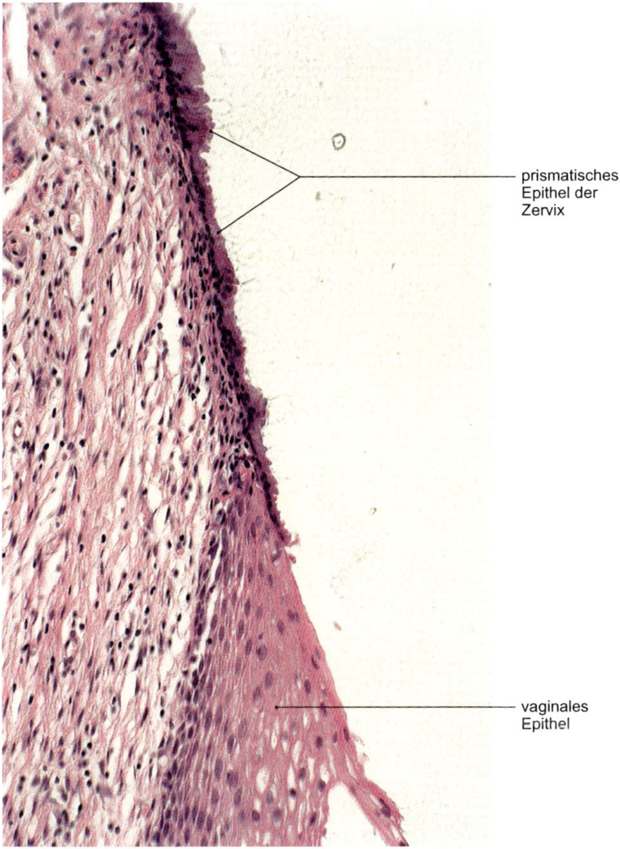

Abb. 8.31 Übergang von Gebärmutterhals zur Vagina. Mensch, 250x, H.E.-Färbung. [R170-3]

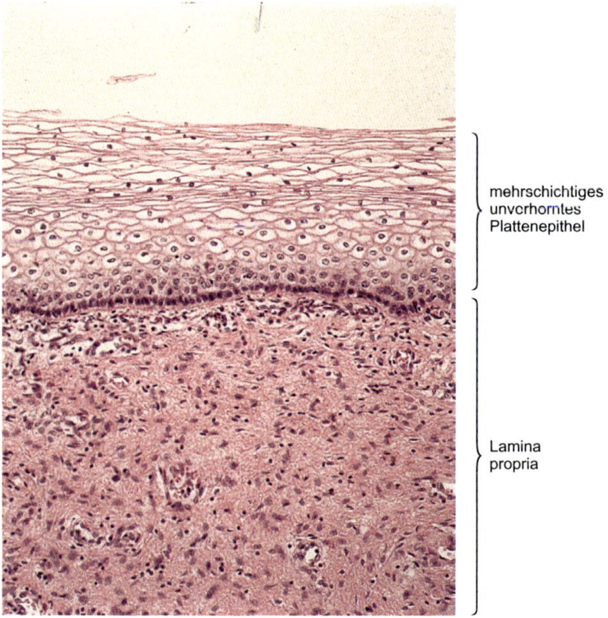

Abb. 8.32 Vaginalepithel. Mensch, 150x, H.E.-Färbung. [R170-3]

Das **unverhornte Plattenepithel** der Vaginalschleimhaut lässt sich in folgende Schichten gliedern:

- Stratum basale
- Stratum parabasale
- Stratum intermedium
- Stratum superficiale

Die Zellen der beiden letztgenannten Schichten sind reich an **Glykogen,** das den physiologisch in der Vagina vorkommenden Milchsäurebakterien **(DÖDERLEIN-Bakterien)** als Nahrung dient. Durch den bakteriellen Abbau von Glukose zu Milchsäure entsteht ein pH-Wert von ca. 4–5, der einen Schutz gegen die Besiedlung mit pathogenen Bakterien und Pilzen darstellt.

Was sind HOFBAUER-Zellen?

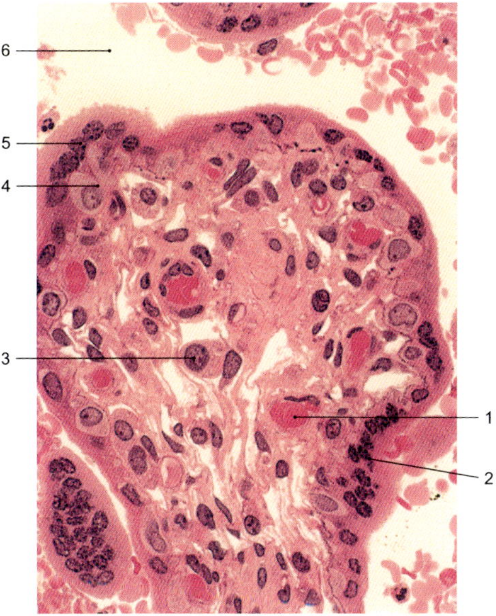

Abb. 8.33 Zottenanschnitt einer reifen Plazenta. Mensch, 600x, Plastikschnitt, H.E.-Färbung. [R170-3]

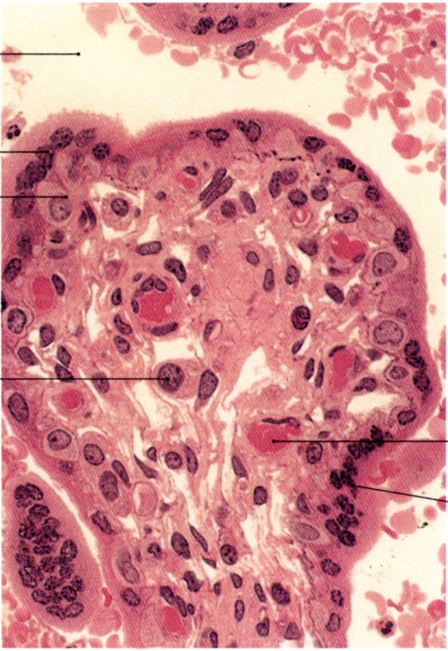

Abb. 8.34 Zottenanschnitt einer reifen Plazenta. Mensch, 600x, Plastikschnitt, H.E.-Färbung. [R170-3]

a

Als **HOFBAUER-Zellen** bezeichnet man Makrophagen-ähnliche Zellen im Zottenstroma der Plazenta. Diese Zellen sind u.a. zur Phagozytose befähigt und sezernieren verschiedene Wachstumsfaktoren.

Definieren Sie den funktionellen Aufbau der nichtlaktierenden Mamma.

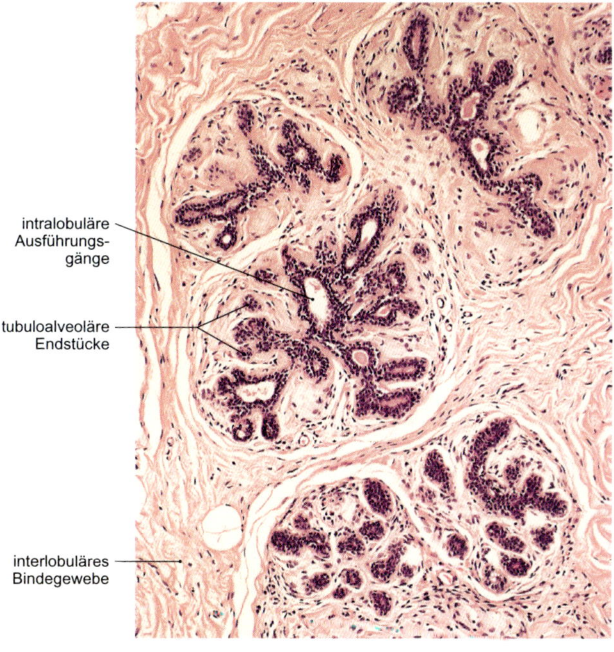

Abb. 8.35 Drüsenläppchen der nichtlaktierenden Mamma mit intralobulären Ausführungsgängen, tubuloalveolären Endstücken und interlobulärem Bindegewebe. Mensch, 150x, H.E.-Färbung. [R170-3]

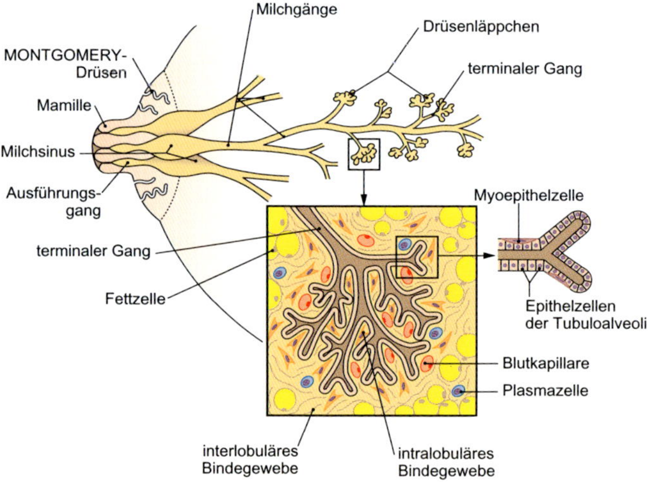

Abb. 8.36 Drüsenstrukturen in der nichtlaktierenden Brustdrüse. [L107]

In der laktierenden Mamma wird **Muttermilch** gebildet, die sich hauptsächlich aus Wasser (88%), Laktose (7%), Lipiden (4%), Proteinen (1%), Immunglobulinen (Schutz des Säuglings), Ionen und antimikrobiellen Peptiden zusammensetzt.

Hypophyse 106

Beschreiben Sie den histologischen Aufbau der Adenohypophyse.

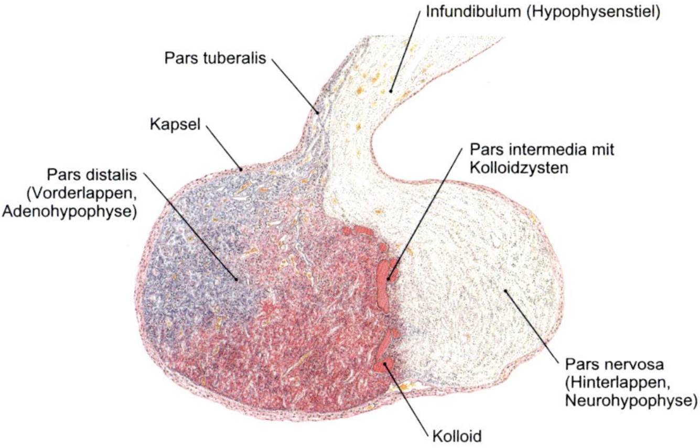

Abb. 9.1 Übersicht eines vollständigen Medianschnitts einer menschlichen Hypophyse. 10x, Zeichnung nach H.E.-Färbung. [R252]

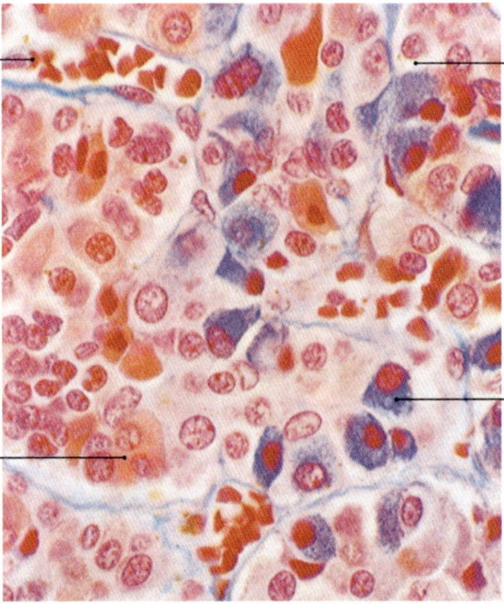

Abb. 9.2 Adenohypophyse. Mensch, 480x, Azan-Färbung. [R252]

Histologisch unterscheidet man in der **Adenohypophyse** drei unterschiedliche Zelltypen: **azidophile, basophile** und **chromophobe** Zellen. Die Begriffe beziehen sich auf die Färbeeigenschaften der zytoplasmatischen hormonhaltigen Sekretgranula. Während die zahlreichen azidophilen Zellen häufig im lateralen und hinteren Teil der Hypophyse lokalisiert sind, befinden sich die teilweise großen basophilen Zellen eher zentral bzw. im vorderen Teil der Hypophyse.
Weiterhin unterteilt man azidophile Zellen in **laktotrope** und **somatotrope** Zellen, die entweder Prolaktin oder Wachstumshormone sezernieren. Unter den basophilen Zellen gibt es gonadotrope (FSH, LH), thyreotrope (TSH) und kortikotrope (ACTH) sowie **MSH-bildende Zellen,** die hauptsächlich im Mittellappen der Hypophyse vorkommen.

Das Epithel der Adenohypophse geht aus dem **Ektoderm** der embryonalen Mundbucht hervor **(RATHKE-Tasche).**

Was wird als Acervulus bezeichnet?

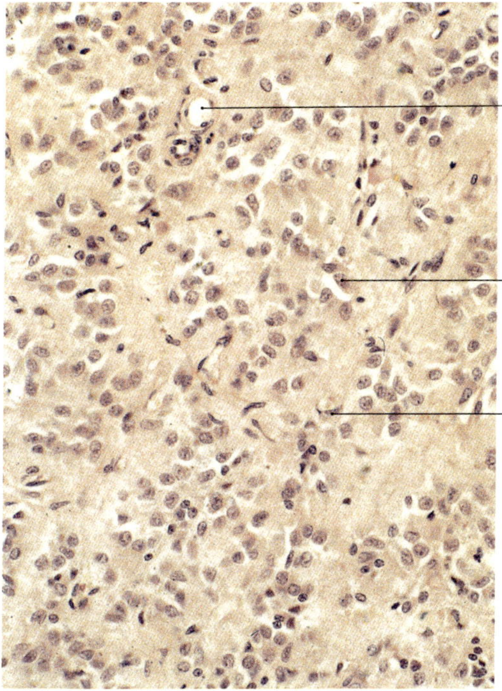

Abb. 9.3 Epiphyse. Mensch, 480x, H.E.-Färbung. [R170-3]

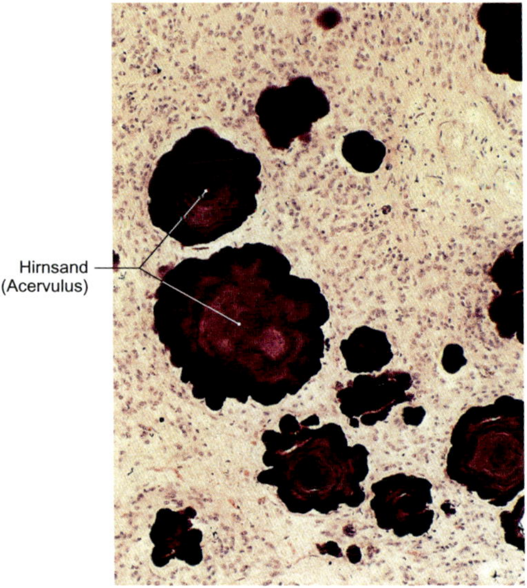

Abb. 9.4 Epiphyse (Region mit Kalkkonkrementen). Mensch, 480x, H.E.-Färbung. [R170-3]

a

Als **Acervulus (Corpora arenacea)** bezeichnet man unregelmäßig gestaltete Kalkkonkremente (Hydroxylapatit), die in der Literatur auch als „Hirnsand" erwähnt werden. Diese können altersabhängig unterschiedlich große Areale einnehmen und radiologisch als intrakranielle Orientierungsmarken dienen.

i

Das Hormon der **Pinealozyten,** die phylogenetisch modifizierten Photorezeptorzellen entsprechen, ist **Melatonin.** Dieses wird bei Dunkelheit sezerniert und in Blut und Liquor cerebrospinalis freigesetzt.

Was sind C-Zellen?

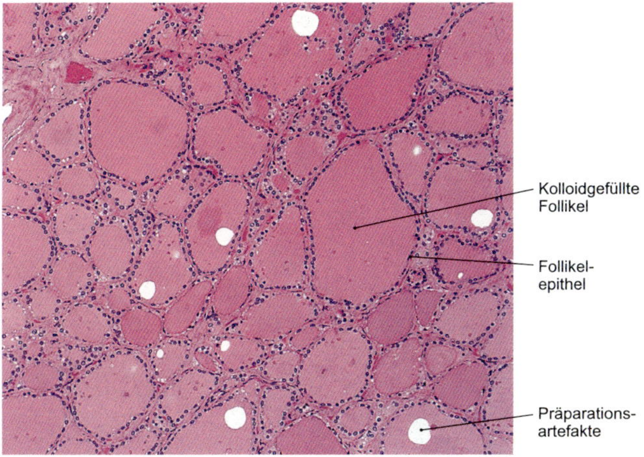

Abb. 9.5 Schilddrüse, Übersicht. Mensch, 180x, H.E.-Färbung. [R170-3]

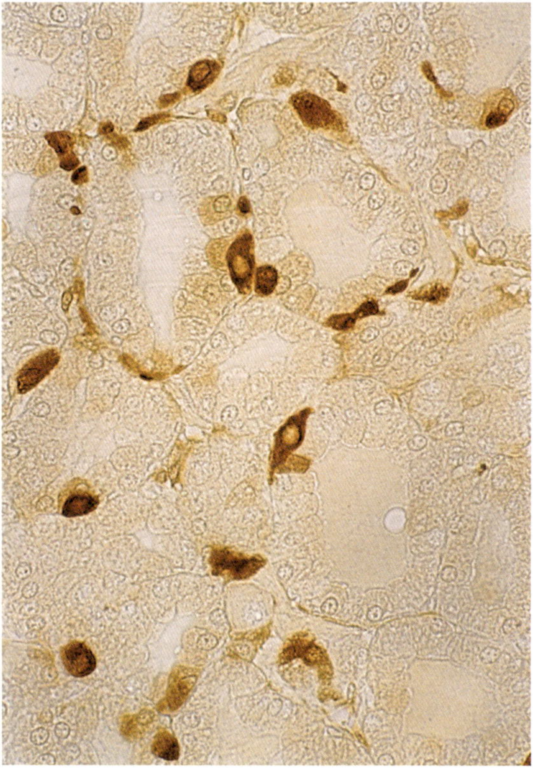

Abb. 9.6 Immunhistochemischer Nachweis von Calcitonin in C-Zellen einer Schilddrüse. Ratte, 500x. [R170-3]

a

C-Zellen sind im Follikelepithel vereinzelt vorkommende endokrine Zellen, die das Hormon Calcitonin bilden. **Calcitonin** senkt den Blut-Kalzium-Spiegel und stellt damit den Antagonisten des Parathormons dar, das in der Nebenschilddrüse gebildet wird.

Nebenschilddrüse (Glandula parathyreoidea)

Was ist die Funktion der Nebenschilddrüse?

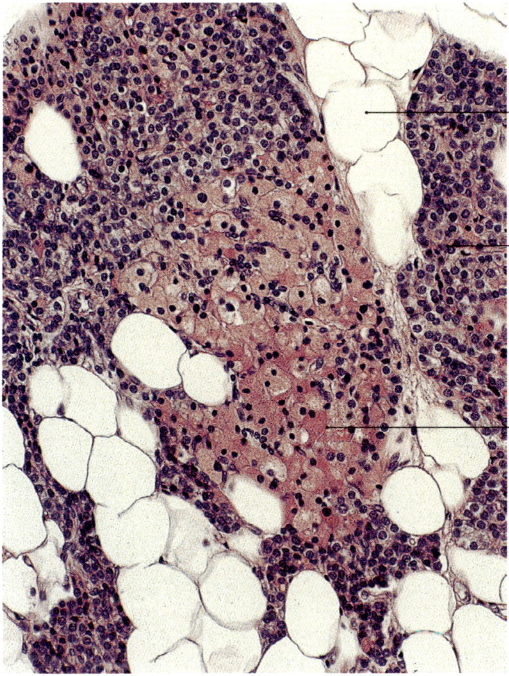

Abb. 9.7 Epithelkörperchen eines älteren Menschen. 280x, H.E.-Färbung. [R170-3]

Die **Nebenschilddrüse** ist aus dicht gelagerten endokrinen Drüsenzellen aufgebaut, die man als Hauptzellen bezeichnet. Man unterscheidet helle (glykogenreiche und wenig aktive) und dunkle (aktiv hormonbildende Zellen) Hauptzellen. Diese bilden das **Parathormon,** das eine wesentliche Rolle bei der Kalziumhomöostase spielt und für die Freisetzung von Kalzium aus den Knochen verantwortlich ist.

Helle und **dunkle Hauptzellen** sowie **oxyphile Zellen** sind alle durch Übergangsformen verbunden und stellen somit unterschiedliche Funktionsstadien eines einzelnen Zelltyps dar.

Nebenniere (Glandula suprarenalis) 110

Beschreiben Sie die unterschiedlichen Zonen der Nebennierenrinde.

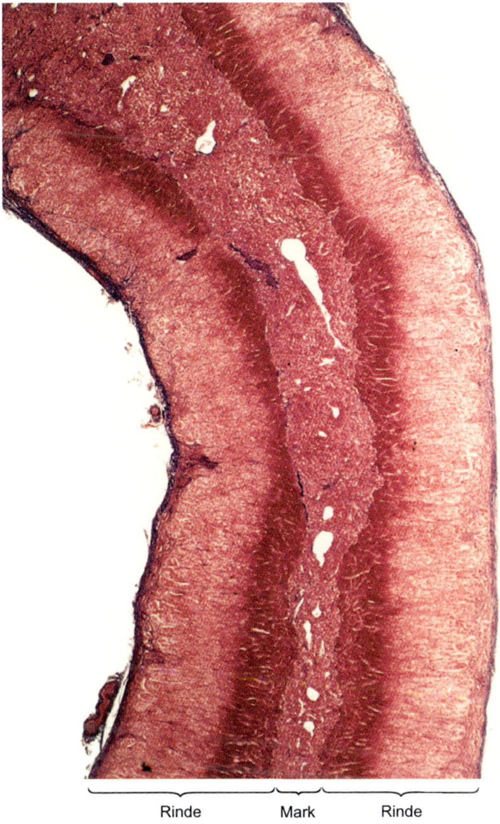

Abb. 9.8 Nebenniere, Übersicht. Mensch, 15x, Azan-Färbung. [R170-3]

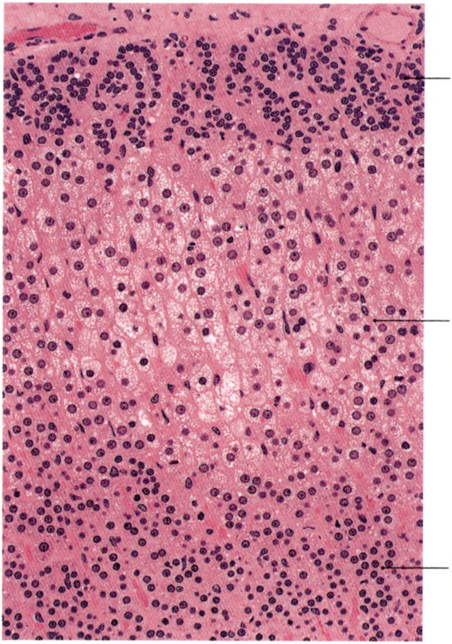

Abb. 9.9 Nebennierenrinde. Makak, 230x, H.E.-Färbung. [R170-3]

a

Die von einer Kapsel bedeckte Nebennierenrinde gliedert sich in drei Zonen, die von außen nach innen kontinuierlich ineinander übergehen:

- **Zona glomerulosa:** knäuel- oder bogenförmige Formationen endokriner Zellen: Bildung von **Mineralokortikoiden**
- **Zona fasciculata:** radiär angeordnete polygonale Zellen mit kugeligen hellen Zellkernen: Bildung von **Glukokortikoiden**
- **Zona reticularis:** verzweigte Zellstränge mit azidophilem Zytoplasma und Lipofuszin-Granula: Bildung von **Androgenen**

Im Nebennierenmark findet man chromaffine Zellen, die Katecholamine (Adrenalin und Noradrenalin) bilden.

Bauchspeicheldrüse (Pankreas)

Beschreiben Sie Aufbau und Funktion des endokrinen Pankreas.

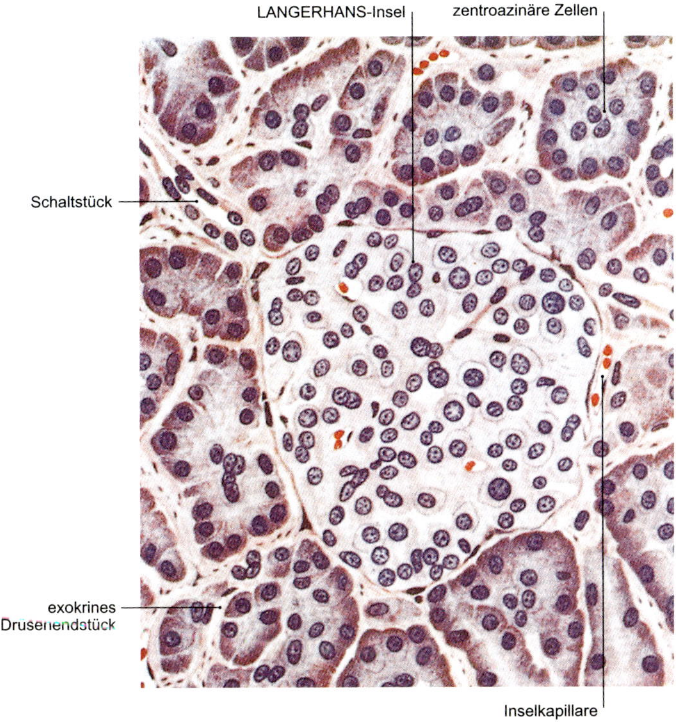

Abb. 9.10 Pankreas mit LANGERHANS-Insel. Mensch, 700x, Zeichnung nach H.E.-Färbung. [R170-3]

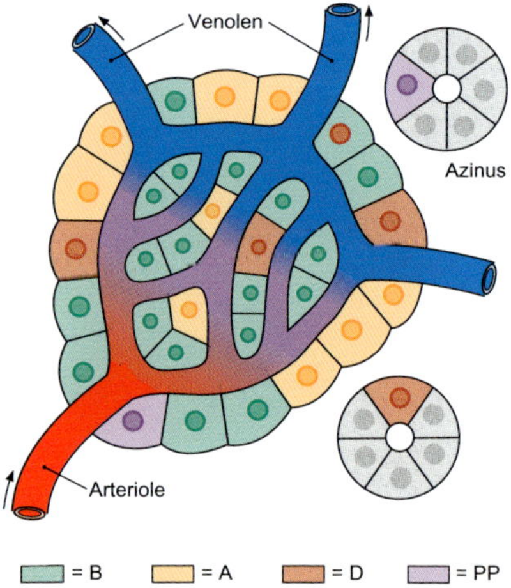

Abb. 9.11 LANGERHANS-Insel mit den vier unterschiedlichen Zelltypen. [L107]

Die endokrinen Zellen des Pankreas fasst man als LANGERHANS-Insel zusammen, in der man vier unterschiedliche Zelltypen differenziert:

- **A-Zellen:** überwiegend peripher, leicht azidophil, etwa 20% der Inselzellen: Bildung von Glukagon
- **B-Zellen:** mit 70% größter Teil des Inselgewebes, häufig blass gefärbt: Bildung von Insulin
- **D-Zellen:** etwa 10% der Inselzellen, relativ groß und leicht oval: Bildung von Somatostatin
- **PP-Zellen:** 1–2% der Inselzellen, überwiegend im Pankreaskopf: Bildung des pankreatischen Polypeptids

Durch Insulinresistenz oder „Erschöpfung" der B-Zellen kann es zum **Typ-2-Diabetes** kommen **(Altersdiabetes).**

Organe mit zusätzlicher endokriner Funktion

Geben Sie einen Überblick über die von den hier abgebildeten Organen sezernierten Hormone.

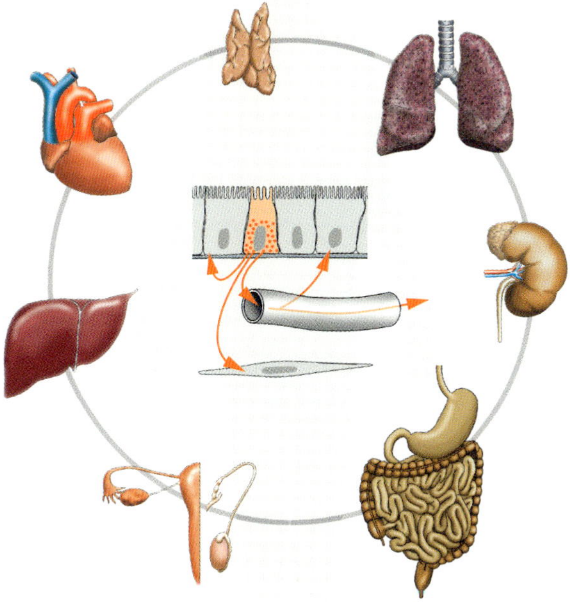

Abb. 9.12 Schematische Übersicht über Organe und Organsysteme mit größeren endokrinen Zellgruppen. [T419]

Tab. 9.1 Endokrine Funktion der Organe (Auswahl).

Organ	Hormon(e)	Funktion(en)
Thymus	Thymushormon	Beteiligt an der Reifung der T-Lymphozyten
Herz	Atriales natriuretisches Peptid (ANP, Syn.: ANF)	Steigerung der Harnausscheidung (Diurese), natriuretische Wirkung
Lunge	Angiotensin-Converting-Enzym (ACE)	Blutdruckregulation (Renin-Angiotensin-Aldosteron-System, RAAS), Regelung des Wasser-Elektrolyt-Haushalts
Leber	Angiotensinogen (Prohormon)	Wird durch Renin in Angiotensin I umgewandelt → Blutdruckregulation (RAAS)
Verdauungstrakt	Gastrin (Magen) CCK (Dünndarm)	Regulation der Magensäureproduktion Regulation der Pankreassekretion, Regulation der Gallenblase
Niere	Renin	Blutdruckregulation (RAAS)
Ovar/Hoden	Östrogene +/– Testosteron –/+	Sexualhormone, Regulation der Ovulation / Spermatogenese

Bis wohin reichen die dendritischen Fortsätze der Zellen in der mit Pfeilen gekennzeichneten Schicht?

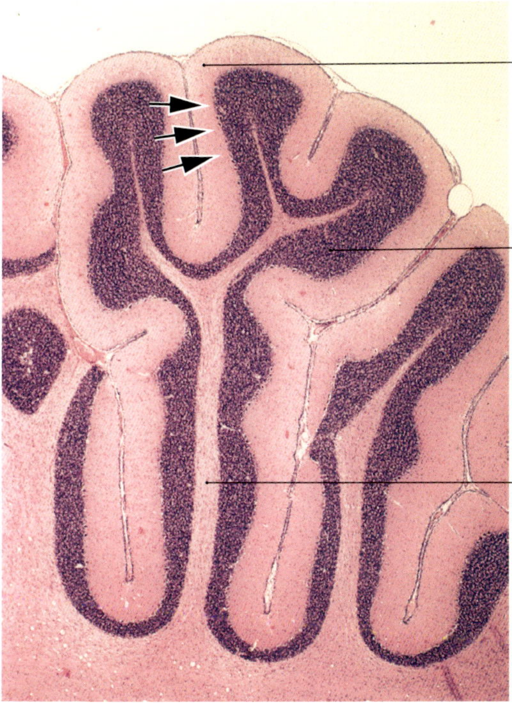

Abb. 10.1 Kleinhirn (Rinde). Mensch, 25x, H.E.-Färbung. [R170-3]

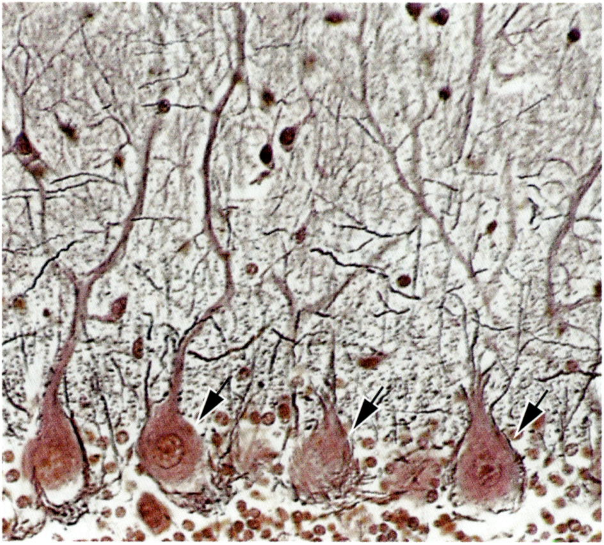

Abb. 10.2 Kleinhirnrinde mit PURKINJE-Zellen. Pavian, 240x, Silberimprägnation nach Bodia. [R252]

a

Die Zellen innerhalb der Körnerzellschicht (Pfeile) heißen **PURKINJE-Zellen.** Ihre Dendriten liegen in der Molekularschicht und reichen bis zur **Oberfläche des Kleinhirns.**

Worum handelt es sich bei der rot eingerahmten Struktur?

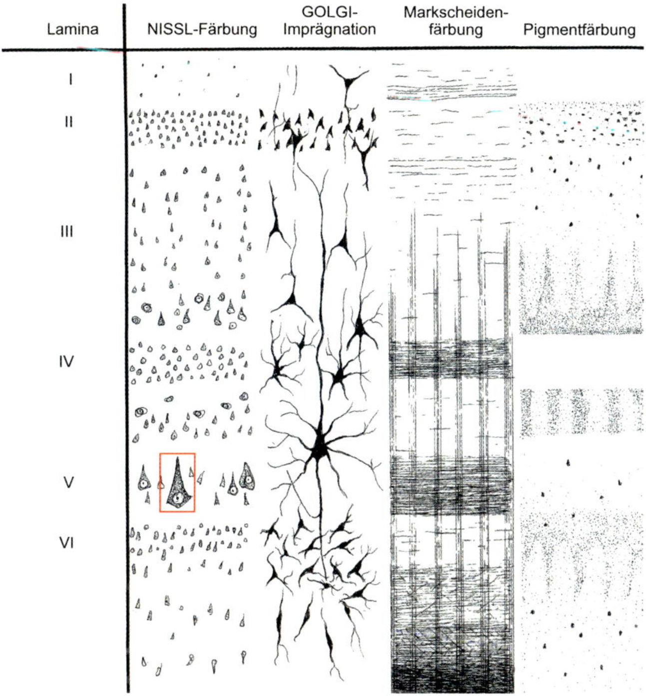

Abb. 10.3 Schematische Darstellung der Schichten des Isokortex bei Anwendung verschiedener Färbetechniken. [R170-3]

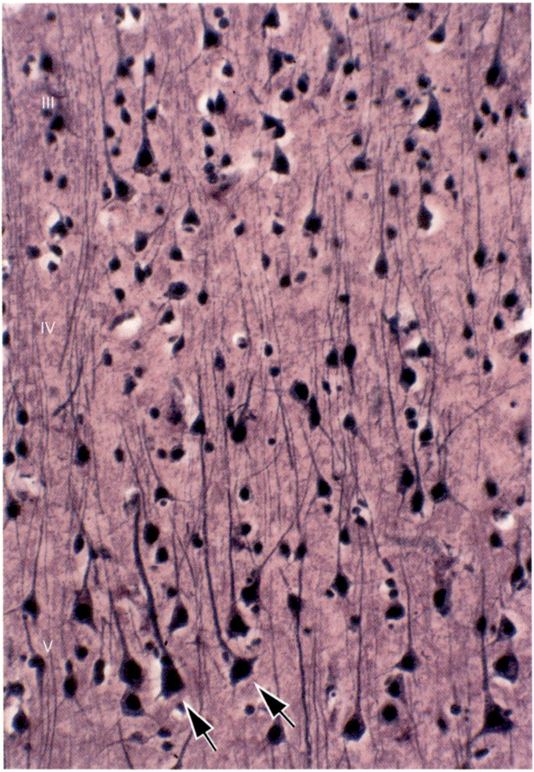

Abb. 10.4 Pyramiden- und Körnerzellen in den tieferen Rindenschichten des Isokortex. Mensch, 250x, Versilberung nach Romeis. [R170-3]

Bei der markierten Struktur handelt es sich um die **BETZ-Riesenpyramidenzellen** (Pfeile) in der Lamina V der motorischen Rinde, deren Perikarya bis zu 100 µm groß werden können.

Rückenmark (Medulla spinalis)

Benennen Sie den mit * markierten Anteil der grauen Substanz.

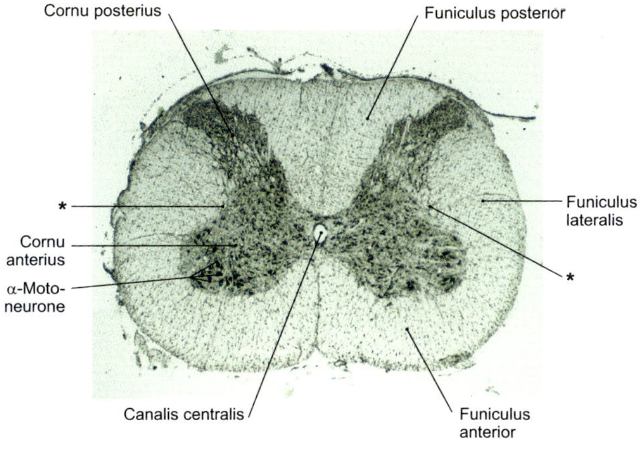

Abb. 10.5 Querschnitt durch das Rückenmark mit schmetterlingsförmiger grauer Substanz. Ratte, 25x, GOLGI-Färbung. [R170-3]

Bei den mit * markierten Strukturen handelt es sich um die **Cornua lateralia** (Seitenhörner), wo im thorakolumbalen Anteil des Rückenmarks (C8–L1) die ersten Neurone des **N. sympathicus** lokalisiert sind. Im Sakralmark (S1–S4) hingegen liegen in den Seitenhörnern die Ursprungsneurone des **N. parasympathicus** (vegetatives Nervensystem).

Die **graue Substanz** des Rückenmarks zeigt im Querschnitt eine schmetterlingsförmige Kontur mit zwei Hinterhörnern (sensible Neurone) und zwei Vorderhörnern (somatomotorische Neurone).

Spinalganglion

Benennen Sie die mit Pfeilen markierten Zellen.

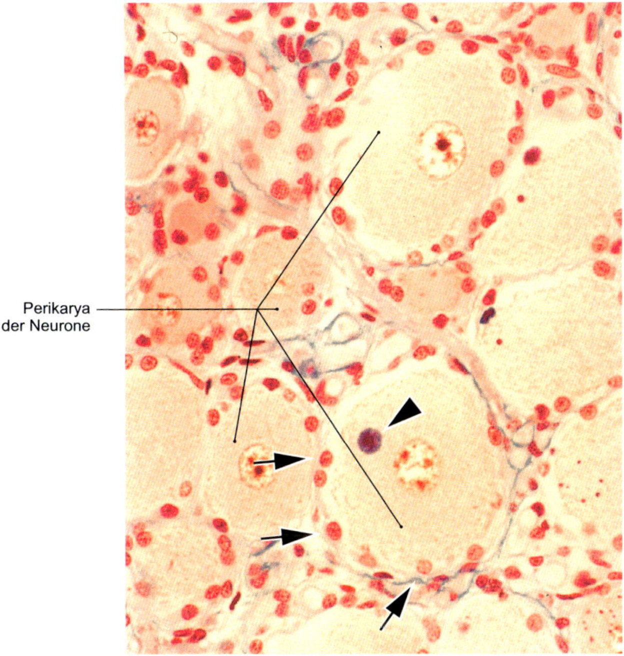

Abb. 10.6 Spinalganglion mit unterschiedlich großen Ganglienzellen und einem viralen Einschluss (►). Mensch, 450x, Azan-Färbung. [R170-3]

Bei den mit Pfeilen markierten Zellen handelt es sich um **Mantel-** oder **Satellitenzellen** (Sonderform der Glia), die sich zirkulär um das Perikaryon der Ganglienzelle anordnen.

Bei dem abgebildeten viralen Einschluss (Pfeilkopf) handelt es sich vermutlich um **Herpesviren,** die mit sehr hoher Häufigkeit (über 90% Durchseuchung) latent in den Spinalganglien zu finden sind.
Bei geschwächtem Immunsystem kann es zur Reaktivierung und zur axonalen Ausbreitung der Herpesviren im entsprechenden Segment kommen, was u.a. zum klinischen Bild der Gürtelrose führen kann.

Was ist die Funktion des Plexus myentericus?

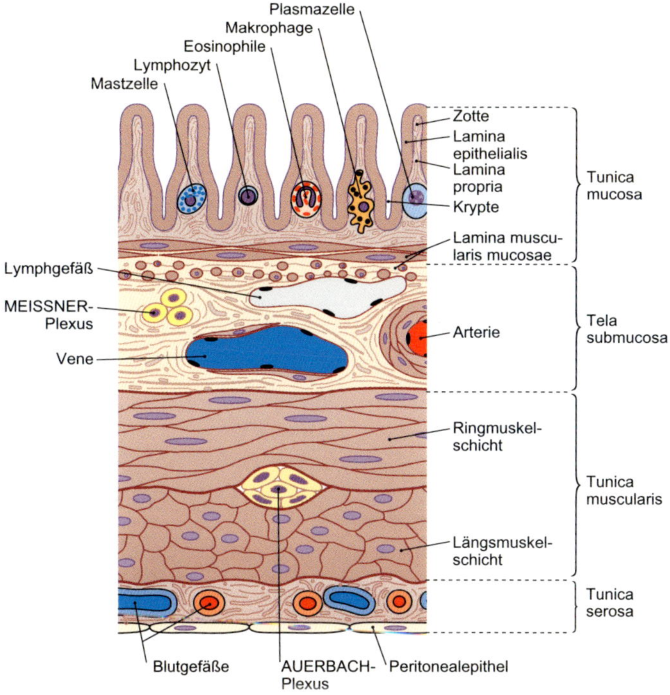

Abb. 10.7 Lokalisation des enterischen Nervensystems am Beispiel des Dünndarms. [L107, R252]

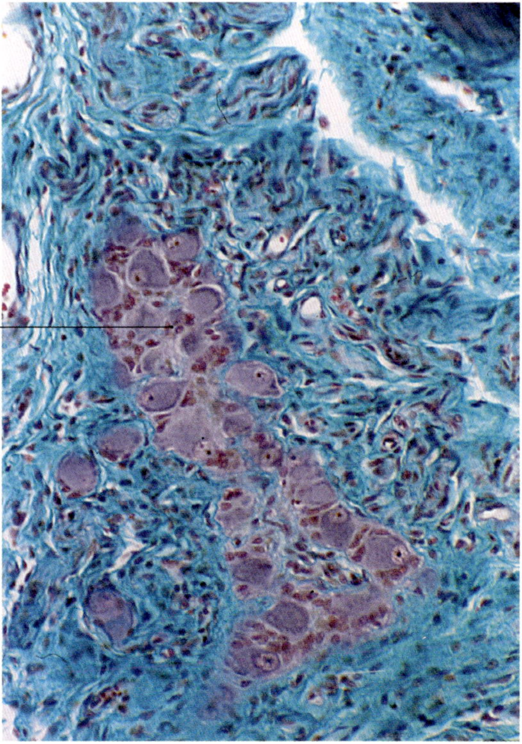

Abb. 10.8 Ganglion des Plexus myentericus (AUERBACH-Plexus) in der Tunica muscularis des Ösophagus. Schwein, 250x, GOLDNER-Färbung. [R170-3]

a

Der Plexus myentericus (AUERBACH-Plexus) steuert die **Motilität** und **Peristaltik** von Ösophagus, Magen und Darm. Die Innervation erfolgt zwar primär autonom (unabhängig vom ZNS), wobei das vegetative Nervensystem (Sympathikus/Parasympathikus) aber modulierend Einfluss nehmen kann.

Hornhaut (Kornea)

Benennen Sie die mit Ziffern markierten Schichten der Kornea.

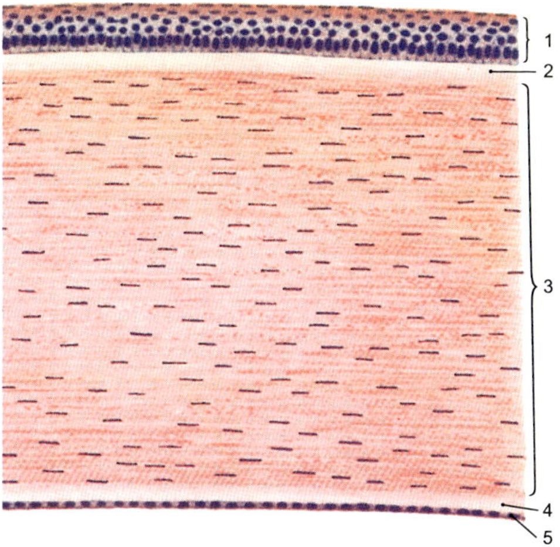

Abb. 11.1 Hornhaut. Mensch, 80x, Zeichnung nach H.E.-Färbung. [R252]

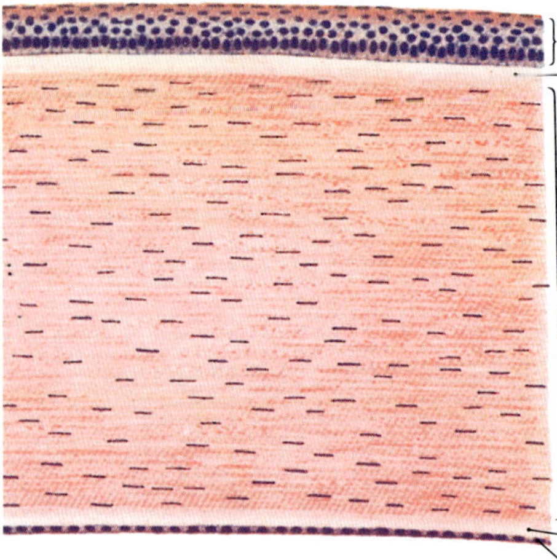

Abb. 11.2 Hornhaut. Mensch, 80x, Zeichnung nach H.E.-Färbung. [R252]

a

Da die Kornea physiologisch **nicht vaskularisiert** ist, können Zellen der Immunabwehr (z.B. Lymphozyten) nicht in das korneale Epithel eindringen und eine Immunantwort auslösen **(immunologisches Privileg).** Aus diesem Grund sind Transplantationen der Kornea ohne Abstoßungsreaktionen in über 90% d.F. erfolgreich.

Benennen Sie die Schichten der Retina (Pars optica).

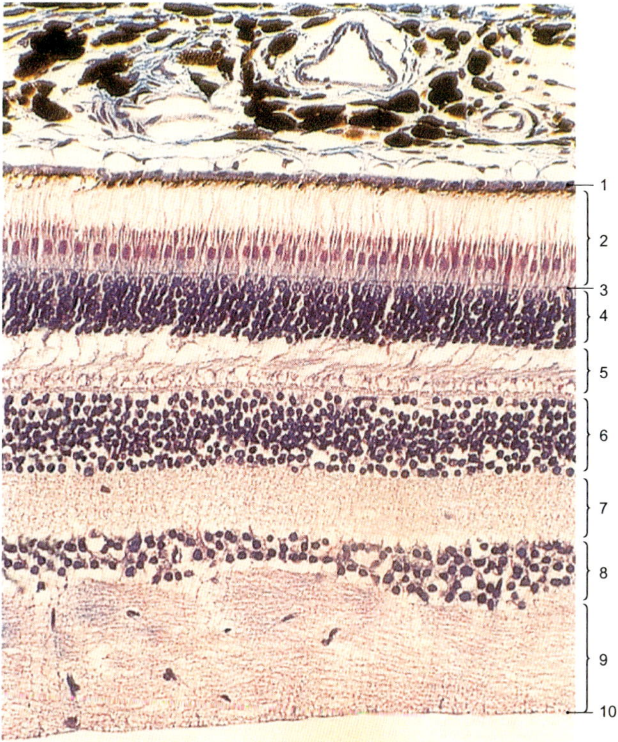

Abb. 11.3 Rhesusaffe, 250x, H.E.-Färbung. [R252]

Tab. 11.1 Schichten der Pars optica der Retina. [R170-3]

Ziffer in Abbildung	Mikroskopische Schicht	Details
1	Pigmentepithel	Versorgung und Regeneration der Photorezeptoren
2	Schicht der Stäbchen und Zapfen	Außensegmente mit Membranstapeln
3	Membrana limitans externa	Äußere Gliagrenzmembran
4	Äußere Körnerschicht	Perikarya der Photorezeptoren (1. Neuron der Sehbahn)
5	Äußere plexiforme Schicht	Zone der synaptischen Verbindungen (1. auf 2. Neuron)
6	Innere Körnerschicht	Perikarya der Bipolarzellen (2. Neuron der Sehbahn), Horizontalzellen, amakrine Zellen, MÜLLER-Stützzellen
7	Innere plexiforme Schicht	Zone der synaptischen Verbindungen (2. auf 3. Neuron)
8	Ganglienzellschicht	3. Neuron der Sehbahn, Blutgefäße
9	Optikus-Nervenfaserschicht	Nichtmyelinisierte Axone der Ganglienzellen
10	Membrana limitans interna	Innere Gliagrenzmembran

N. opticus [II] 120

Ab welcher anatomischen Struktur des N. opticus [II] sind die Axone der retinalen Ganglienzellen myelinisiert?

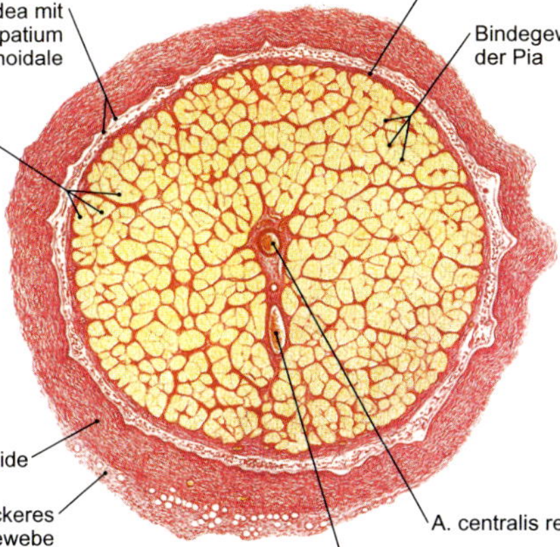

Abb. 11.4 Querschnitt. Mensch, 22x, Zeichnung nach VAN-GIESON-Färbung. [R252]

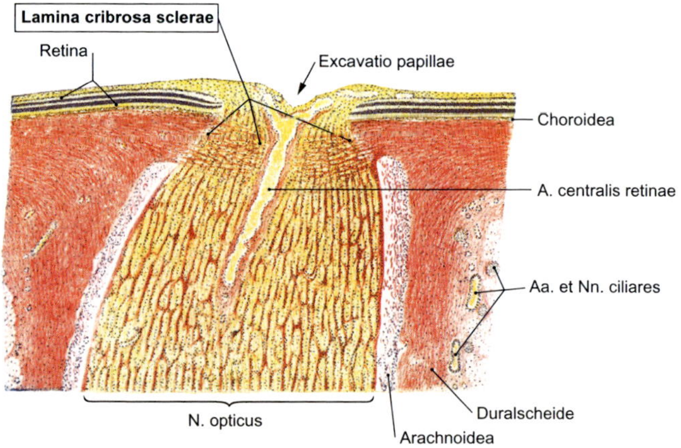

Abb. 11.5 Längsschnitt durch die Papilla nervi optici (blinder Fleck). Mensch, 20x, Zeichnung nach VAN-GIESON-Färbung. [R252]

a

Ab der **Lamina cribrosa sclerae** sind die Axone der retinalen Ganglienzellen myelinisiert. Die Myelinisierung erfolgt dabei durch spezialisierte Gliazellen **(Oligodendrozyten).**

i

Als Ausstülpung des Diencepahlons ist der **N. opticus [II]** ein Teil des zentralen Nervensystems und demnach ab dem Austritt aus der Sklera des Bulbus oculi von Hirnhäuten umgeben.

Augenlid (Palpebra)

Welche der dargestellten Strukturen sind die Hauptproduzenten der Lipidkomponente des Tränenfilms?

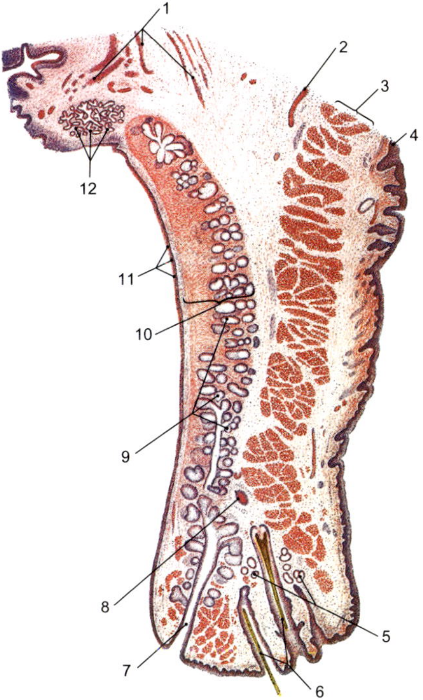

Abb. 11.6 Sagittalschnitt durch das obere Augenlid. Mensch, 17x, Zeichnung nach H.E.-Färbung. [R252]

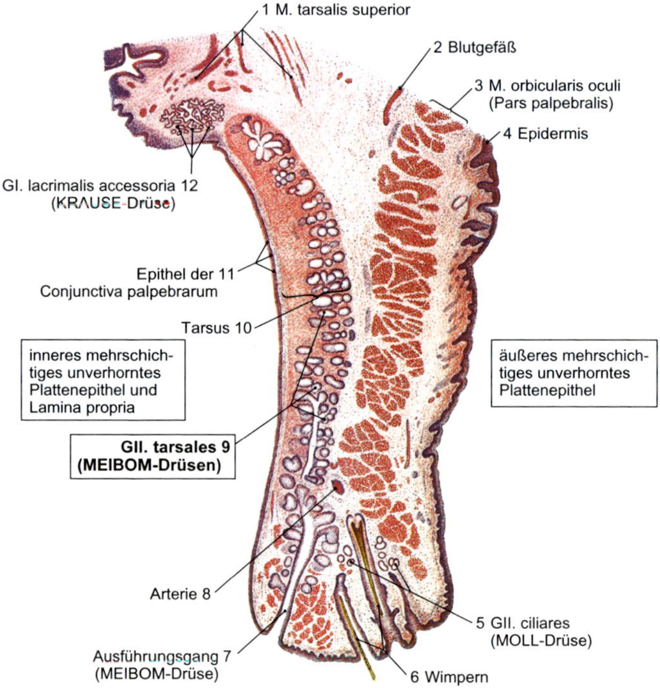

Abb. 11.7 Sagittalschnitt durch das obere Augenlid. Mensch, 17x, Zeichnung nach H.E.-Färbung. [R252]

Die **MEIBOM-Drüsen,** von denen sich etwa 30 im Oberlid und 25 im Unterlid befinden, sind holokrine Talgdrüsen, deren Sekret sehr reich an Lipiden ist und die **oberflächlichste Schicht des Tränenfilms** bildet. Diese verhindert ein frühzeitiges Aufreißen des Tränenfilms und wirkt damit einer Verdunstung der Tränenflüssigkeit entgegen. Durch Dysfunktionen der MEIBOM-Drüsen kann es zur Ausbildung eines trockenen Auges **(Sicca-Syndrom)** mit entsprechender Beschwerdesymptomatik kommen.

Innenohr: Hörschnecke (Cochlea) 122

Durch welche der dargestellten Strukturen werden Afferenzen zum ZNS geleitet?

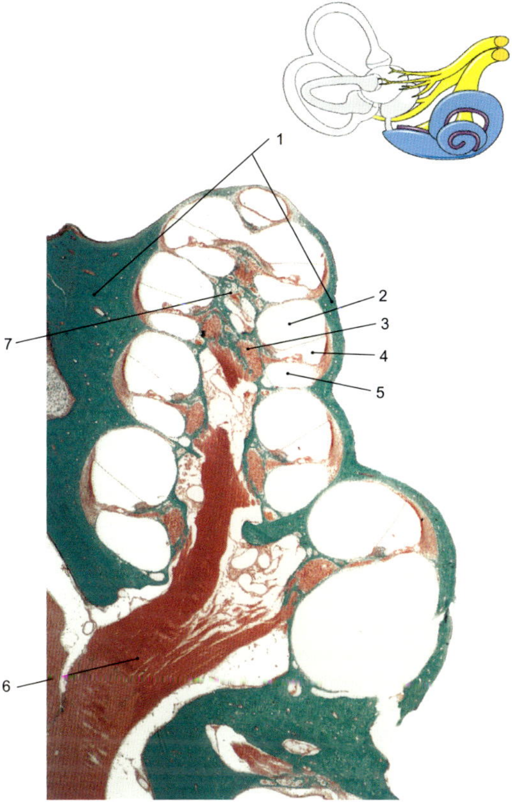

Abb. 11.8 Längsschnitt. Meerschweinchen, 25x, GOLDNER-Färbung. [R170-3, L141]

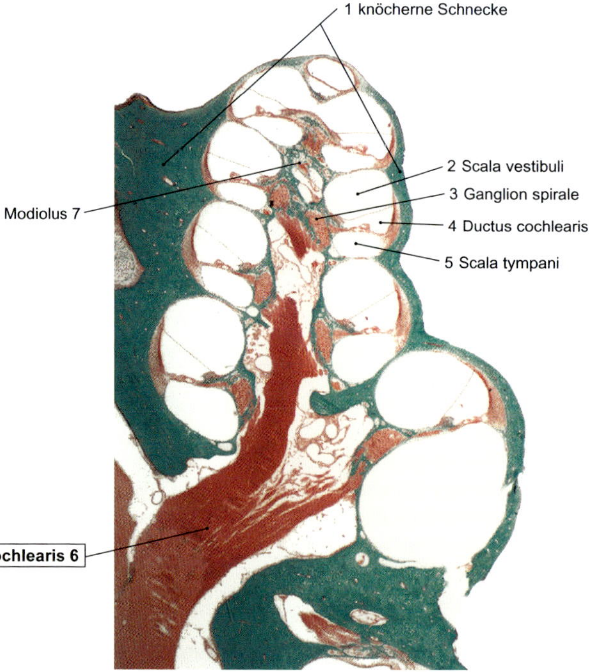

Abb. 11.9 Längsschnitt. Meerschweinchen, 25x, GOLDNER-Färbung. [R170-3, L141]

Beim Menschen ist die knöcherne Schnecke 2,5 Windungen lang.

Innenohr: Hörschnecke (Cochlea), Ausschnitt

Welche Funktion hat die mit Rahmen markierte Struktur?

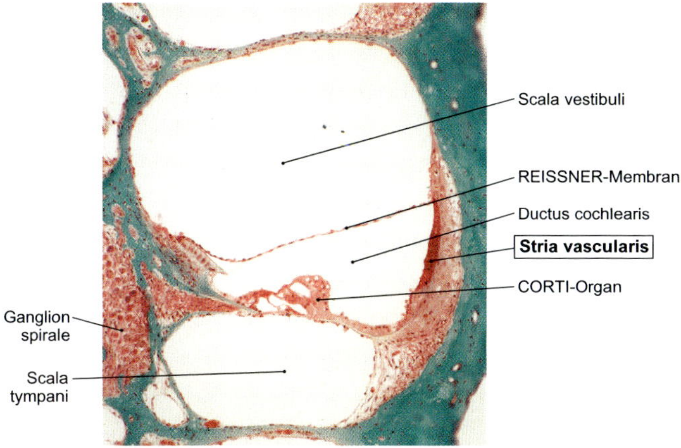

Abb. 11.10 Querschnitt durch eine Schneckenwindung. Meerschweinchen, 150x, GOLDNER-Färbung. [R170-3]

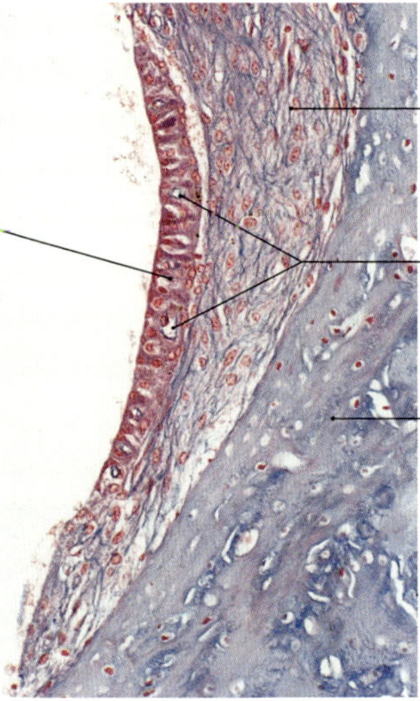

Abb. 11.11 Stria vascularis in der Cochlea. Mensch, 250x, Azan-Färbung. [R170-3]

a

Die Stria vascularis **produziert und sezerniert die Endolymphe,** die den Ductus cochlearis ausfüllt. Die Scala tympani und die Scala vestibuli hingegen sind mit Perilymphe gefüllt.

i

Die **REISSNER-Membran** trennt die Scala vestibuli vom Ductus cochlearis und stellt eine Barriere (Tight Junction) zwischen Endo- und Perilymphraum dar.

Innenohr: Bogengänge (Vestibularorgan) 124

In welcher der dargestellten Strukturen (Sinnesepithelien) wird Drehbeschleunigung wahrgenommen?

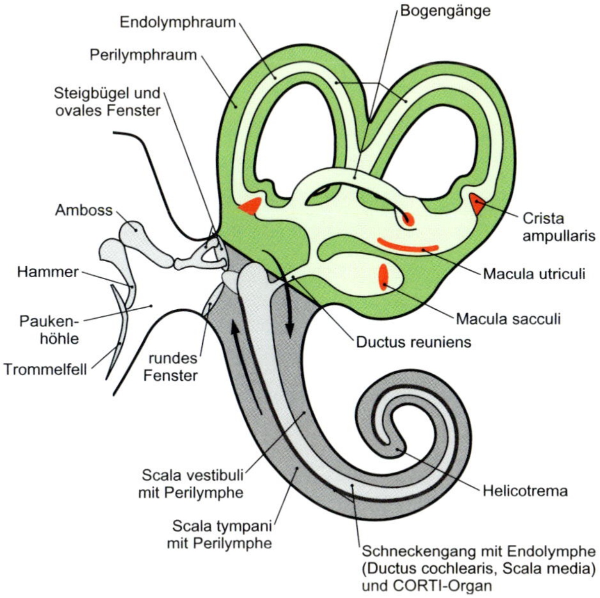

Abb. 11.12 Labyrinth. Dunkelgrün: Perilymphe, hellgrün: Endolymphe, rot: Sinnesepithelien. [L106, S130-5]

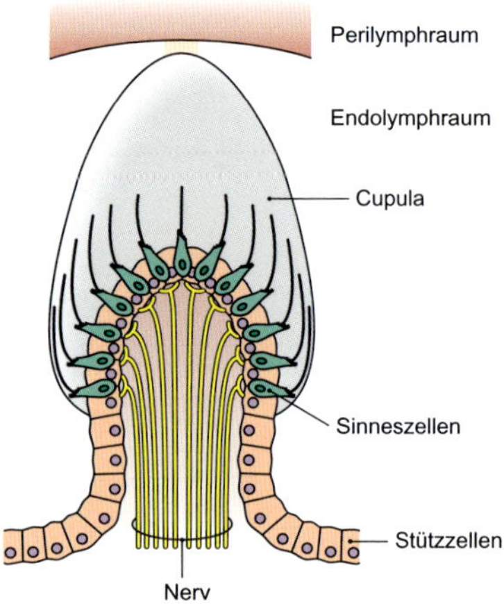

Abb. 11.13 Crista ampullaris. [L141, R170-3]

a

Drehbeschleunigungen werden in den Sinnesepithelien der ampullaren Erweiterungen der Bogengänge perzipiert. Die Cupula der **Crista ampullaris** kann bis zu 1 mm hoch werden und besteht vorwiegend aus Otogelin.

i

Sinnesreize durch Linearbeschleunigungen werden von den **Maculae utriculi** und **sacculi** registriert und weitergeleitet.

Riechepithel (Regio olfactoria)

Wie viele dendritische Fortsätze besitzt eine Riechsinneszelle?

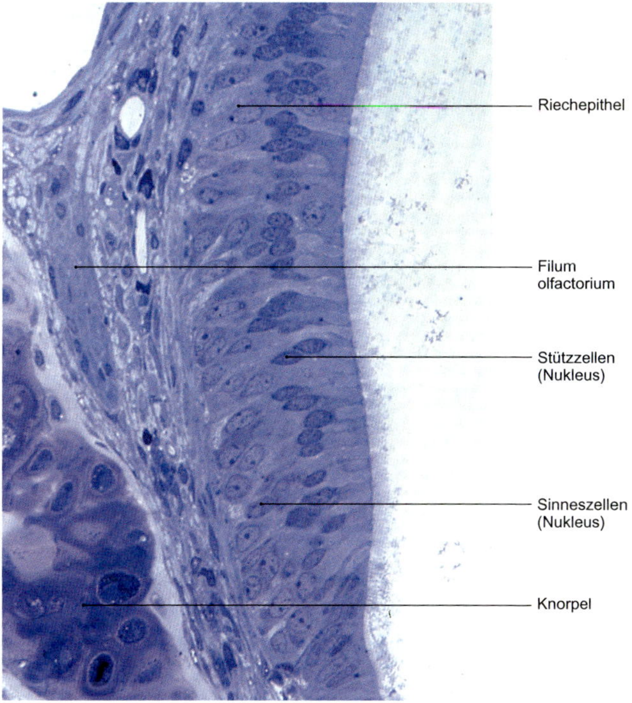

Abb. 11.14 Riechsinneszellen. Igel, 450x, Toluidinblau-Azur-Färbung. [R170-3]

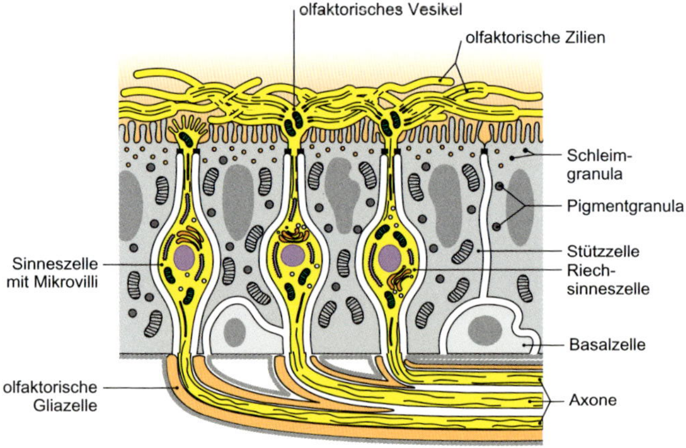

Abb. 11.15 Basal- und Stützzellen im Riechepithel. [L107, R170-3]

Da es sich bei den Ganglien der **Regio olfactoria** um bipolare Neurone handelt, besitzt jede Zelle jeweils **ein Axon** und **einen Dendriten.**

Geschmacksknospen der Zunge

Benennen Sie die mit Pfeilen gekennzeichnete Struktur.

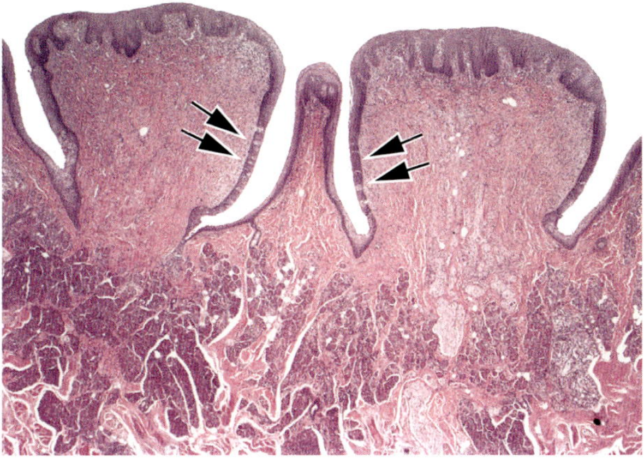

Abb. 11.16 Papillae vallatae der Zunge. Mensch, 25x, Plastikschnitt, H.E.-Färbung. [R170-3]

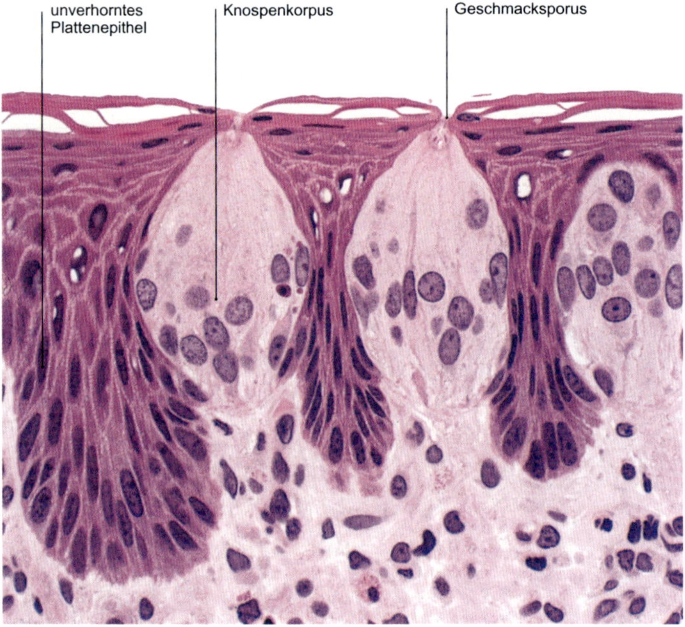

Abb. 11.17 Geschmacksknospen. Rhesusaffe, 450x, Plastikschnitt, H.E.-Färbung. [R170-3]

a

Bei der gekennzeichneten Struktur handelt es sich um **Geschmacksknospen** einer **Papilla vallata.**

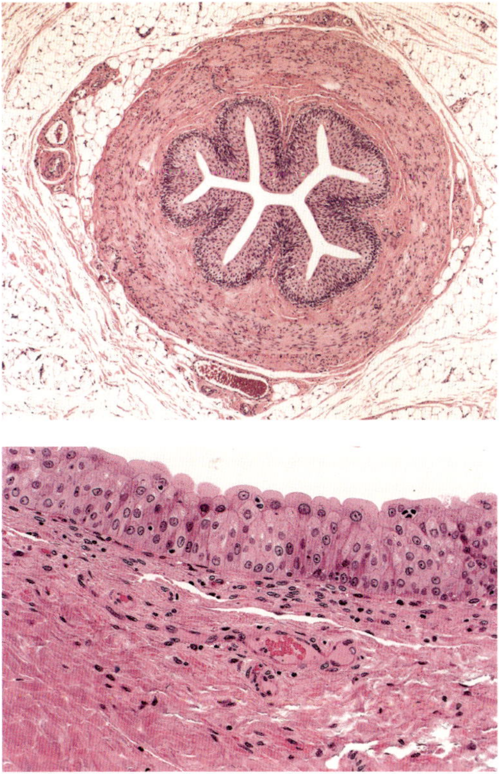

Abb. 12.1 Ureter im Querschnitt mit vergrößertem Epithelausschnitt: Übergangsepithel, keine Drüsen, dreischichtiger Muskelaufbau (kranial und kaudal nur zweischichtig), deutliche Adventitia. [R170-3]

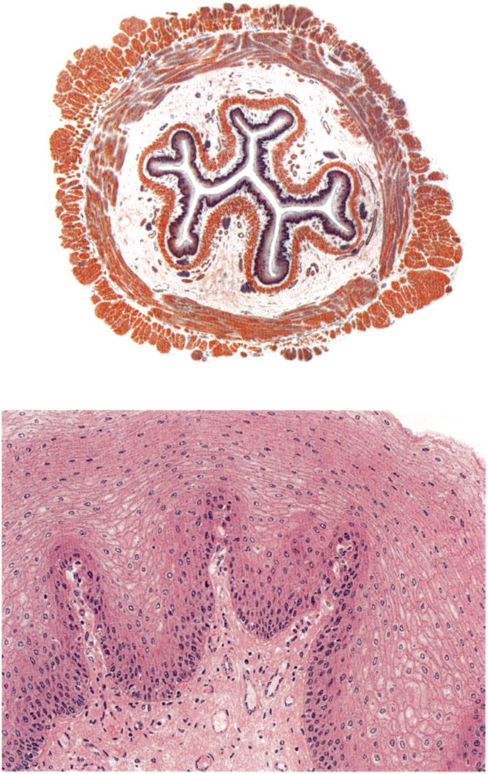

Abb. 12.2 Ösophagus im Querschnitt mit vergrößertem Epithelausschnitt: mehrschichtiges unverhorntes Plattenepithel, muköse Drüsen in der Submukosa, zweischichtiger Muskelaufbau (Digestionstrakt-typische Schichtengliederung). [R252]

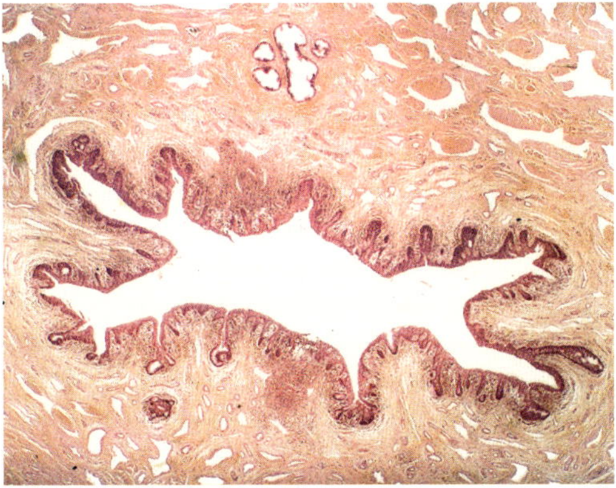

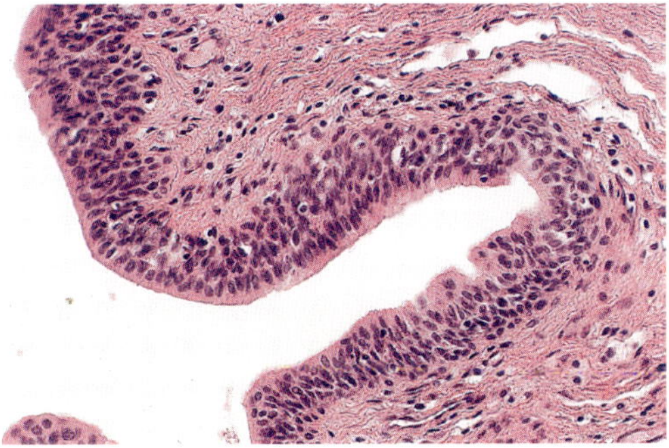

Abb. 12.3 Urethra im Querschnitt mit vergrößertem Epithelausschnitt: mehrreihiges Zylinderepithel, an beiden Enden auch Übergangs- bzw. Plattenepithel, Lacunae und Glandulae urethrales, zweischichtiger Muskelaufbau. [R252]

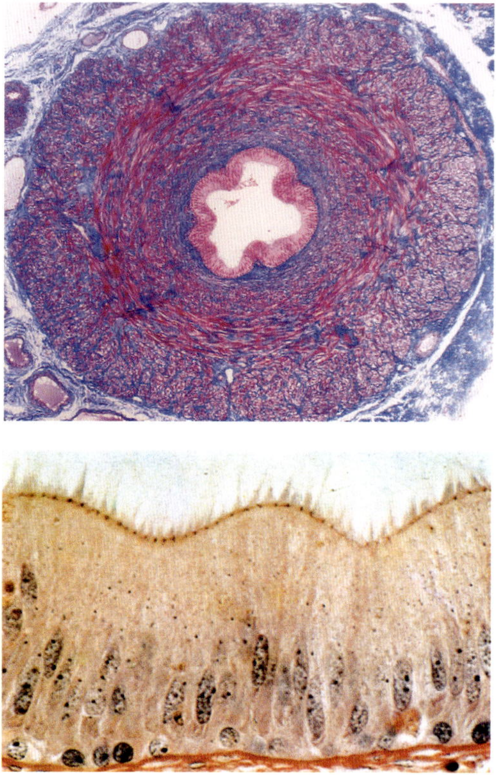

Abb. 12.4 Ductus deferens im Querschnitt mit vergrößertem Epithelausschnitt: zweireihiges Zylinderepithel mit Stereozilien, keine Drüsen, kräftige dreischichtige Muskulatur, meist die übrigen Strukturen des Funiculus spermaticus mit angeschnitten. [R170-3, R252]

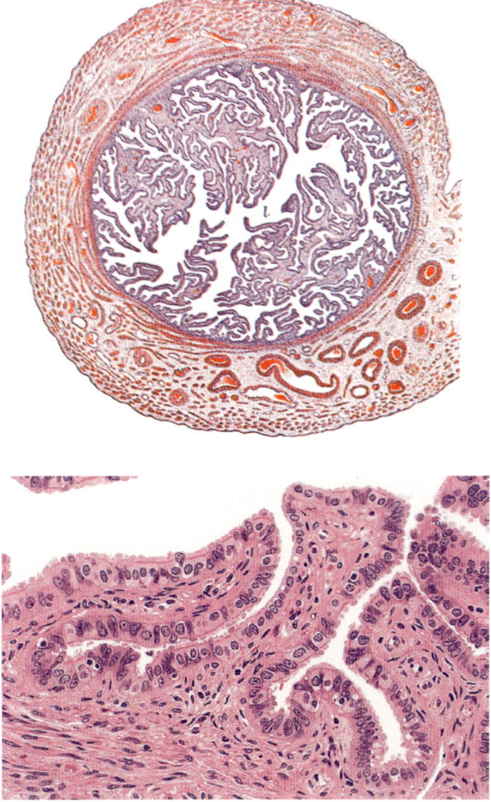

Abb. 12.5 Tuba uterina im Querschnitt mit vergrößertem Epithelausschnitt: einschichtiges Zylinderepithel mit Kinozilien, keine Drüsen, zweischichtige dünne Muskulatur, starke Faltung im Bereich der Ampulle, kräftige Muskulatur im Isthmus. [R252]

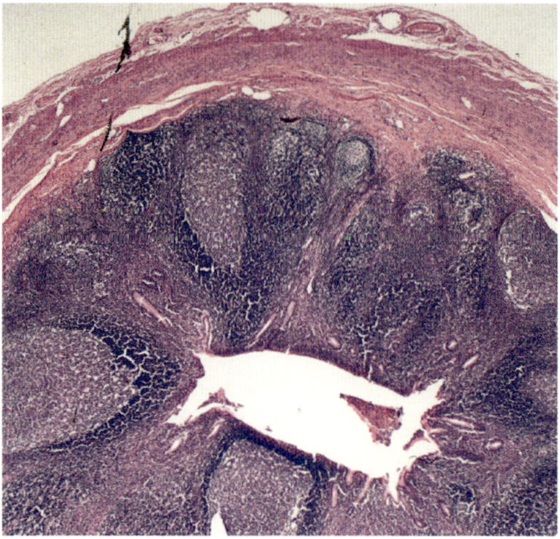

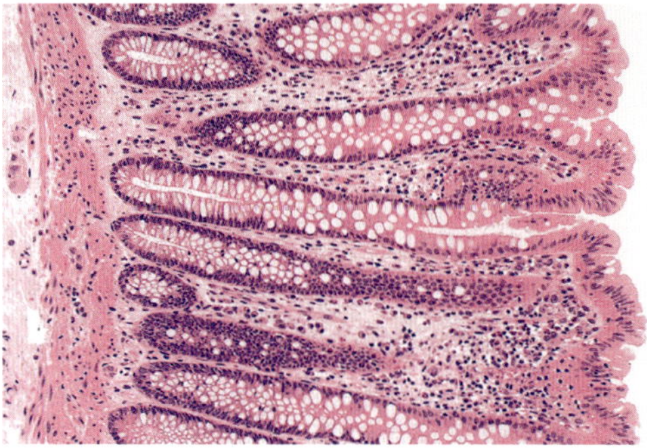

Abb. 12.6 Appendix vermiformis im Querschnitt mit vergrößertem Epithelausschnitt: einschichtiges Zylinderepithel mit Bürstensaum (Mikrovilli) und Becherzellen, Krypten, zweischichtige Muskulatur (Muscularis mucosae und Muscularis propria), zahlreiche Lymphfollikel. [R170-3, R252]

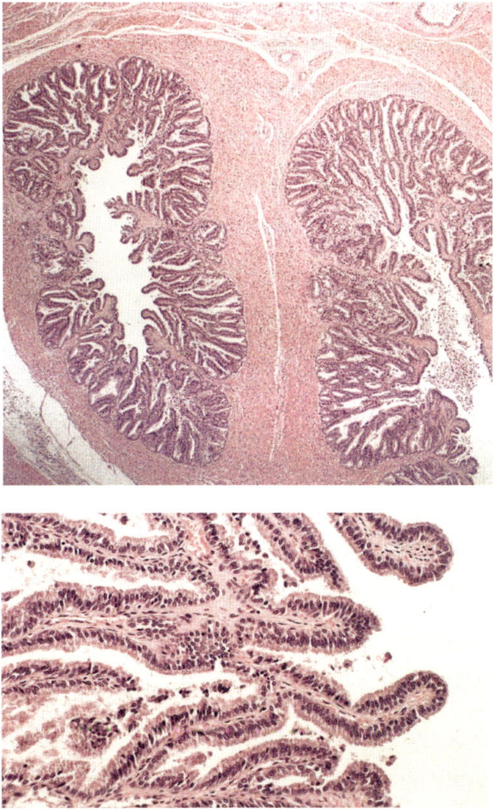

Abb. 12.7 Glandula vesiculosa im Querschnitt mit vergrößertem Epithelausschnitt: einschichtiges Zylinderepithel, keine Drüsen, dreischichtige kräftige Muskulatur, oft Mehrfachanschnitte des Lumens vorhanden. [R170-3]

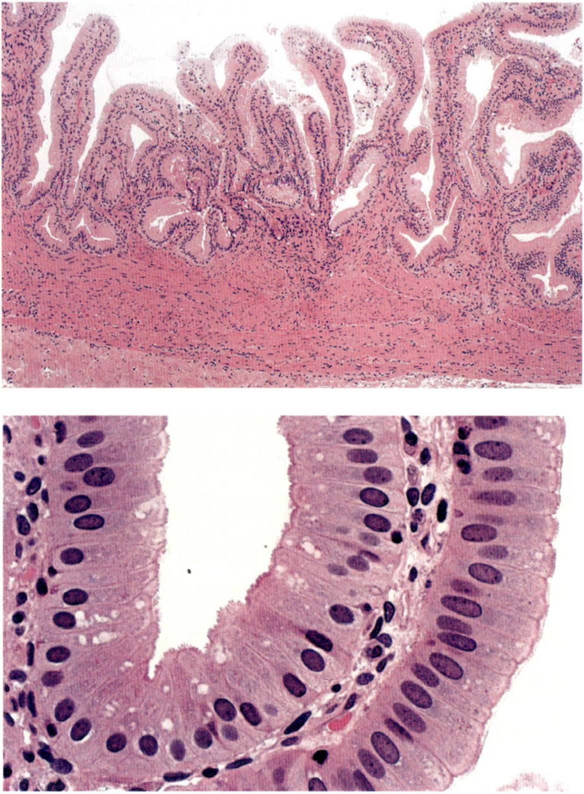

Abb. 12.8 Schleimhaut der Gallenblase mit vergrößertem Epithelausschnitt: einschichtiges hohes Zylinderepithel, keine Drüsen, unregelmäßiger Muskelfaserverlauf, unregelmäßige Schleimhautfalten. [R252, R170-3]

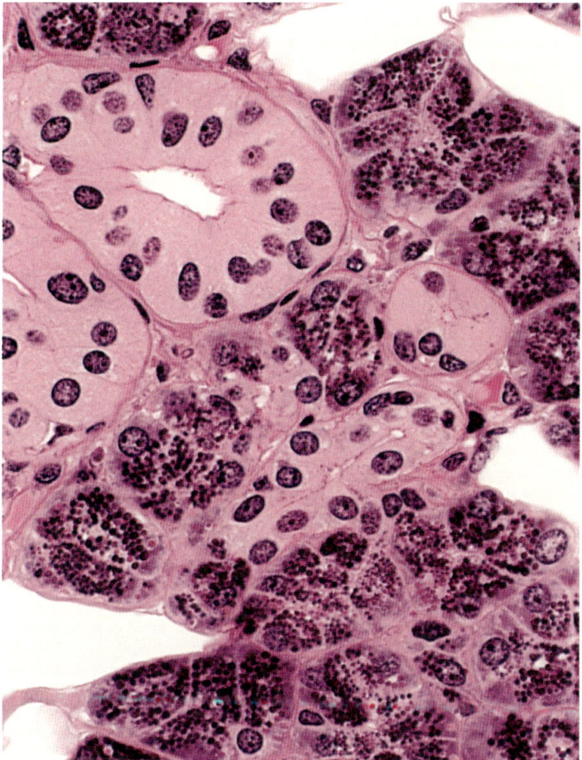

Abb. 12.9 Glandula parotis: rein seröse Drüsenendstücke, Schaltstücke, intra- und interlobuläre Ausführungsgänge vorhanden, dicht gelagerte englumige Endstücke, Fettgewebe. [R170-3]

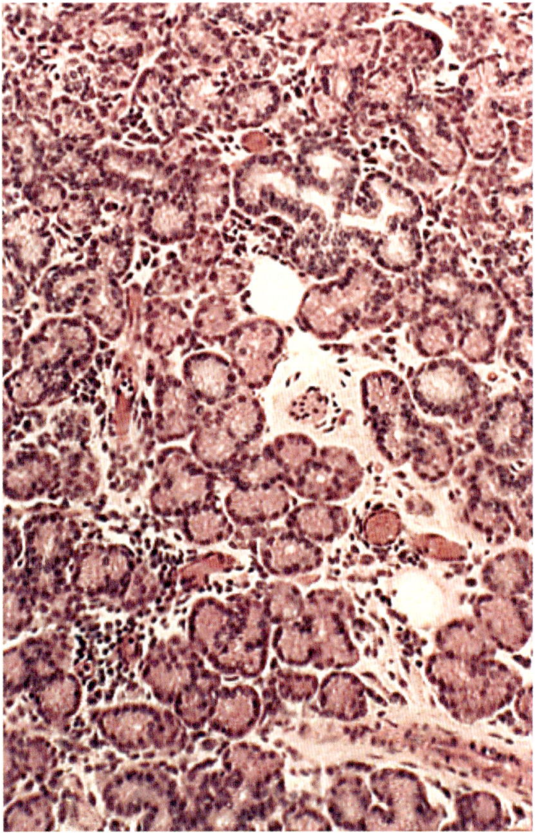

Abb. 12.10 Glandula lacrimalis: rein seröse Drüsenendstücke, keine Schalt- und Streifenstücke, nur interlobuläre Ausführungsgänge, locker gelagerte großlumige Endstücke, „freie Zellen". [R170-3]

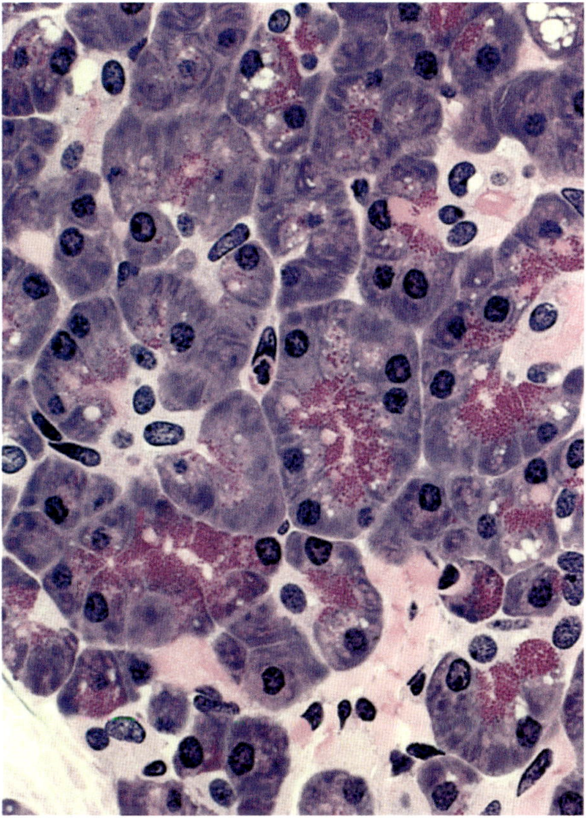

Abb. 12.11 Pankreas: rein seröse Drüsenendstücke (zentroazinäre Zellen), Schaltstücke, keine intralobulären Ausführungsgänge, wenig interlobuläre Ausführungsgänge, LANGERHANS-Inseln (endokrines Pankreas). [R170-3]

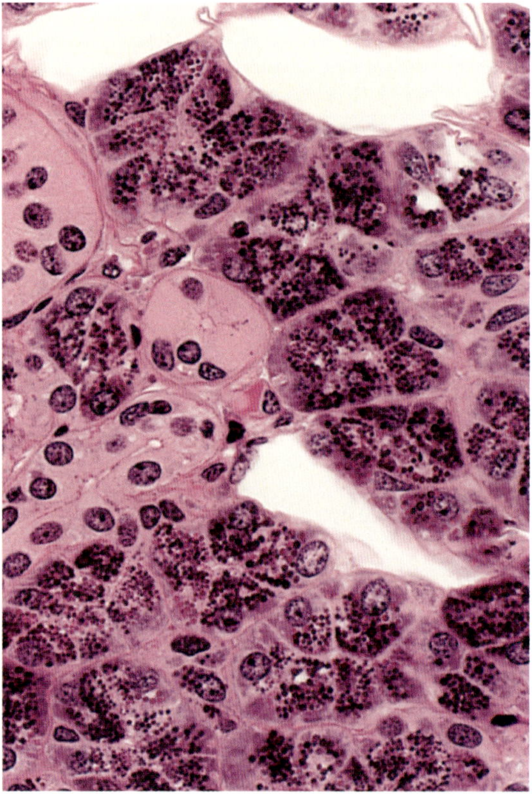

Abb. 12.12 Glandula parotis: rein seröse Drüsenendstücke, Schaltstücke, intra- und interlobuläre Ausführungsgänge vorhanden, dicht gelagerte englumige Endstücke, Fettgewebe. [R170-3]

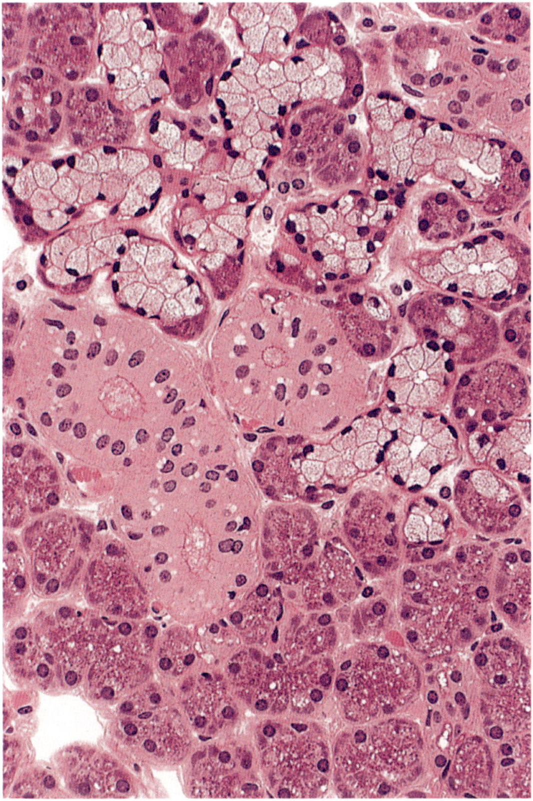

Abb. 12.13 Glandula submandibularis: seromuköse Drüsenendstücke mit Schaltstücken, intra- und interlobuläre Ausführungsgänge, Endstücke überwiegend serös, zahlreiche seröse Halbmonde (v.-EBNER-Halbmonde). [R252]

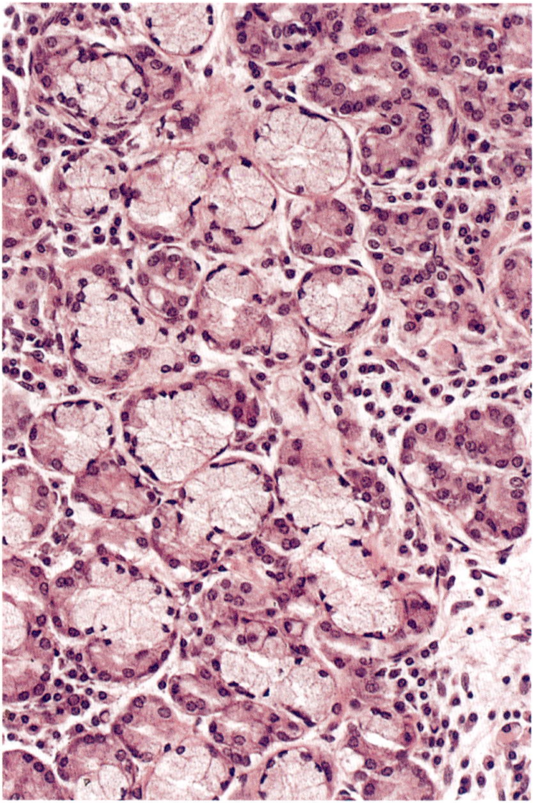

Abb. 12.14 Glandula sublingualis: mukoseröse Drüsenendstücke mit Schaltstücken, intra- und interlobuläre Ausführungsgänge, Endstücke überwiegend mukös, selten seröse Halbmonde (v.-EBNER-Halbmonde). [R252]

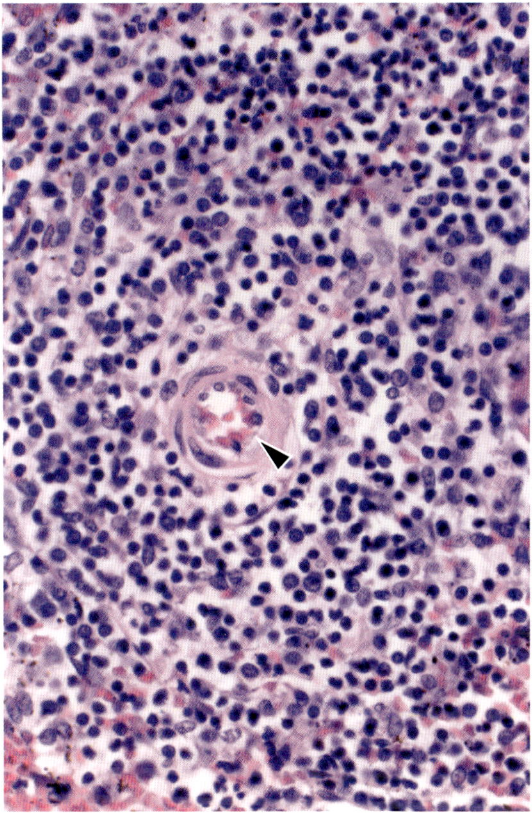

Abb. 12.15 Milz: weiße Pulpa mit Zentralarterie (►), ubiquitäre Lymphfollikel, kein Epithel, keine Bindegewebssepten. [R170-3]

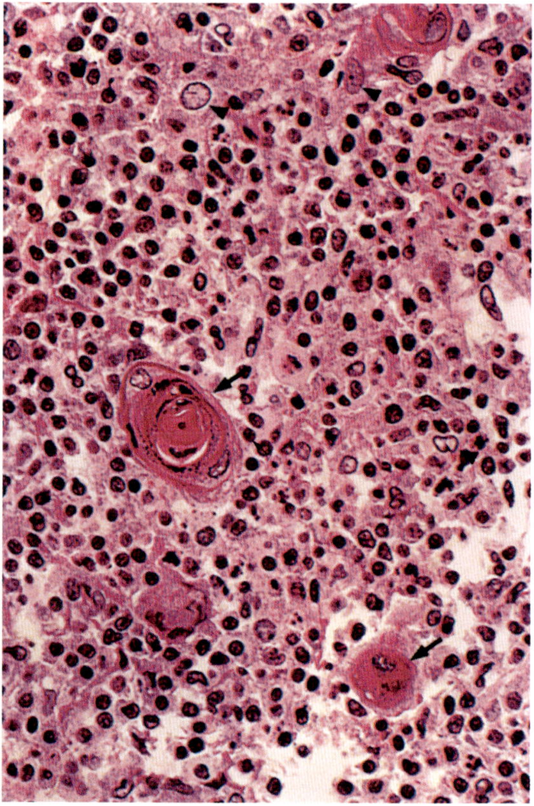

Abb. 12.16 Thymus: HASSALL-Körperchen (cave: Zentralarterie Milz, Pfeile), epitheliales Retikulum, keine Lymphfollikel, typische Läppchengliederung. [R252]

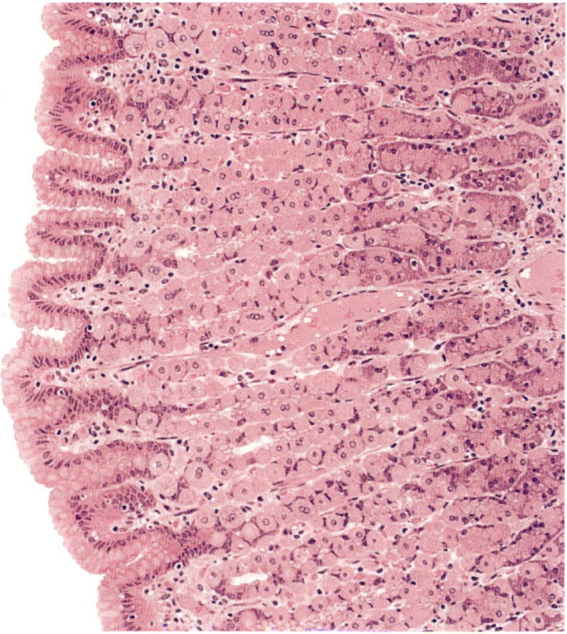

Abb. 12.17 Magen, Fundus: unverzweigte oder einfach gespaltene tubulöse Drüsen mit drei Zelltypen (Haupt-, Beleg- und Nebenzellen), Verhältnis der Foveolae zu den Drüsen 1 : 4, keine Lymphfollikel. [R252]

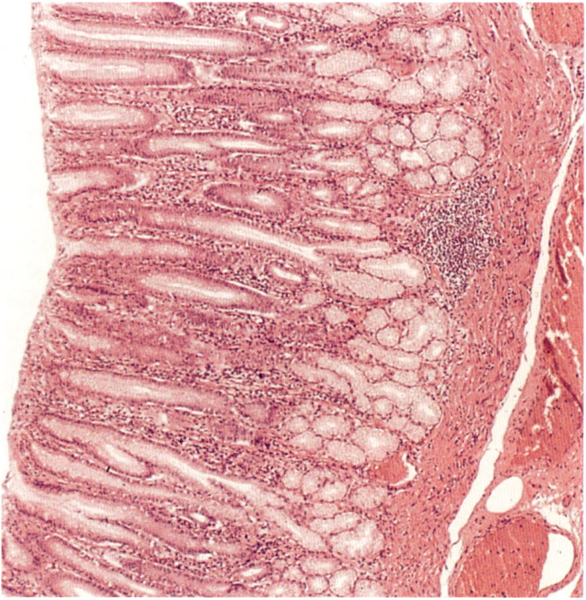

Abb. 12.18 Magen, Pylorus: verzweigte Drüsen mit einheitlicher Zellform, Verhältnis der Foveolae zu den Drüsen 3 : 1, zahlreiche Lymphfollikel. [R252]

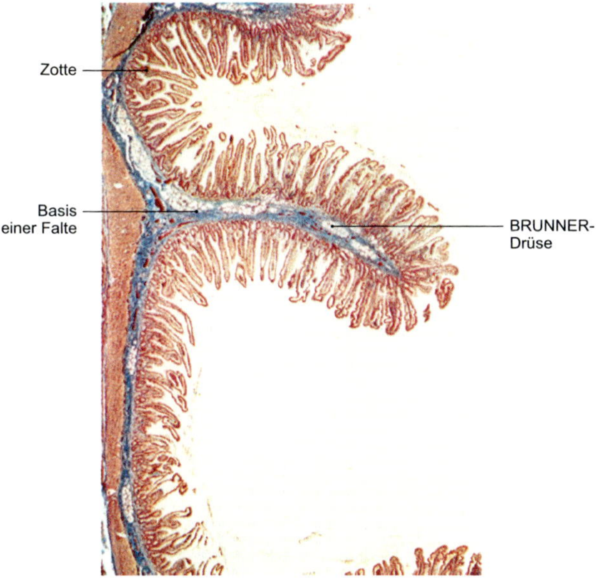

Abb. 12.19 Duodenum: mit Falten, Zotten und Krypten, mit Drüsen (BRUNNER-Drüsen). [R252]

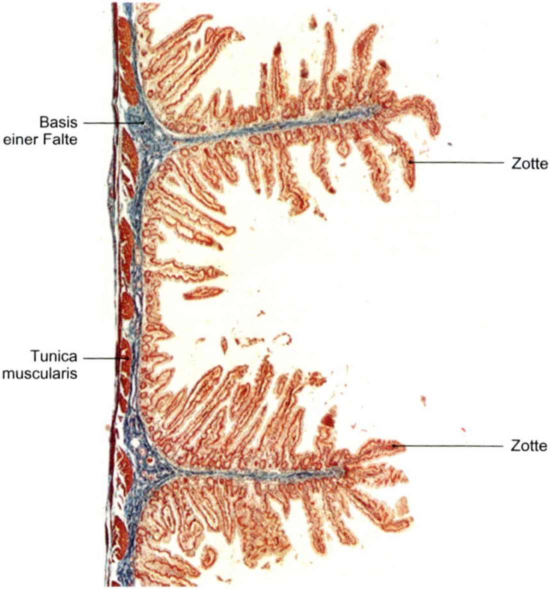

Abb. 12.20 Jejunum: mit Falten, Zotten und Krypten, keine Drüsen. [R252]

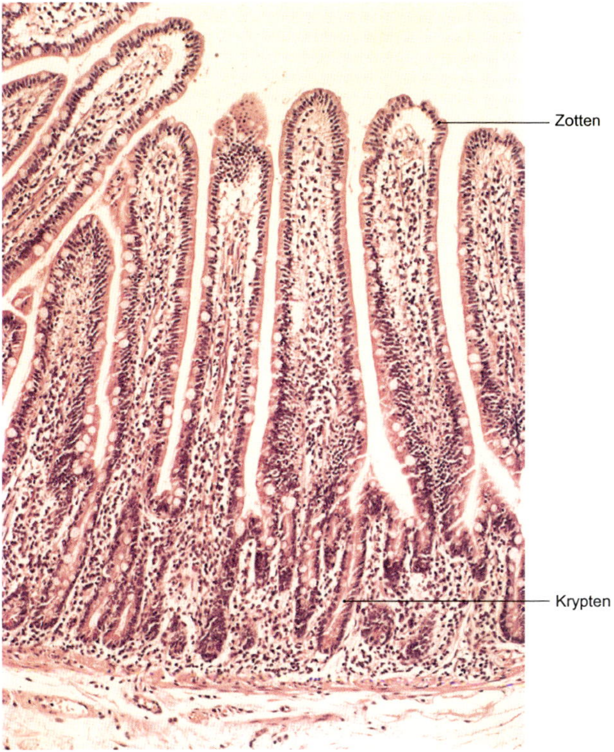

Abb. 12.21 Jejunum: mit Falten, Zotten und Krypten (hohe Zotten, kleinere Krypten), Becherzellen im Epithel. [R170-3]

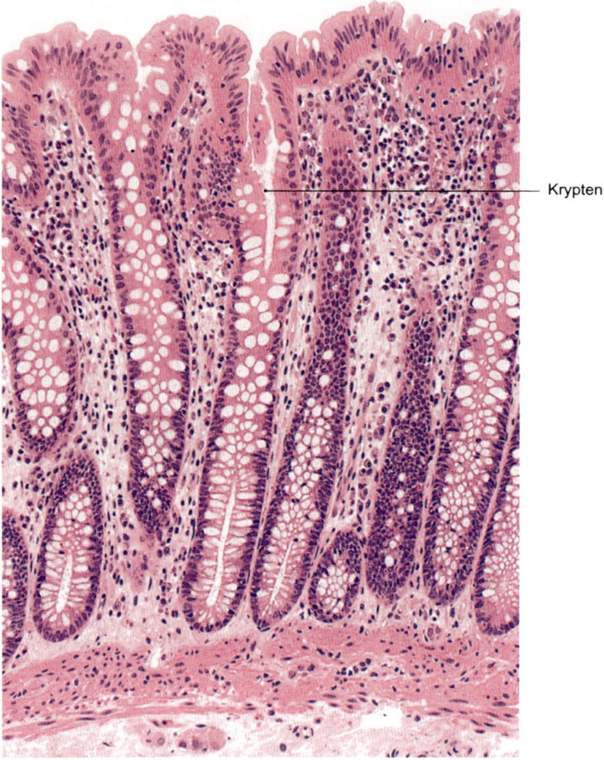

Abb. 12.22 Kolon: nur Krypten, keine Zotten, zahlreiche Becherzellen im Epithel. [R252]

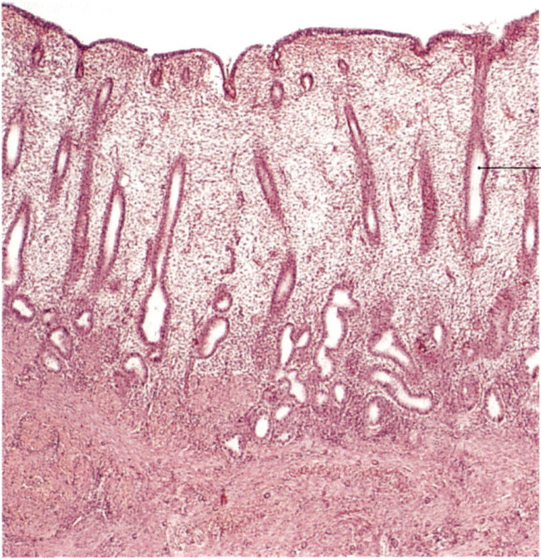

Abb. 12.23 Uterus, Endometrium (Proliferationsphase): geschlängelte Drüsen und zellreiches Stroma, keine klare Muskelschichtung. [R252]

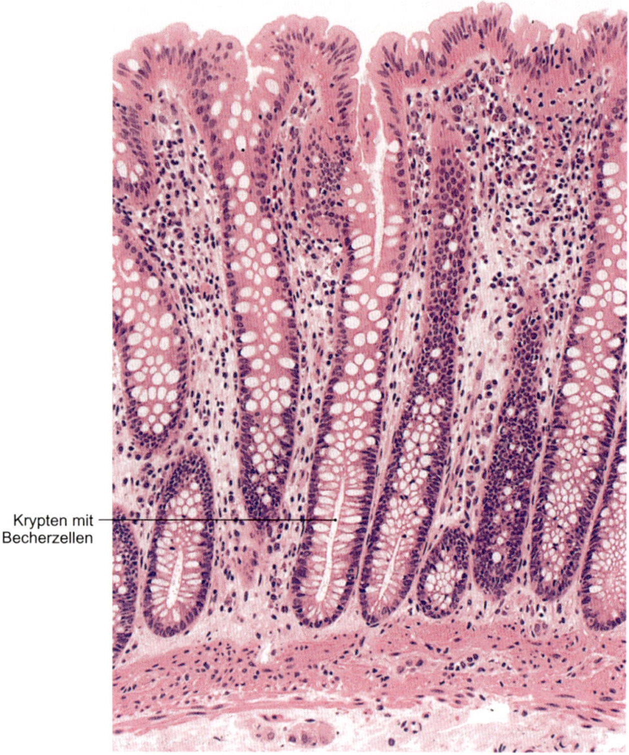

Abb. 12.24 Kolon: nur Krypten, keine Zotten, zahlreiche Becherzellen im Epithel, typische Schichtgliederung (Digestionstrakt) der Muskulatur. [R252]

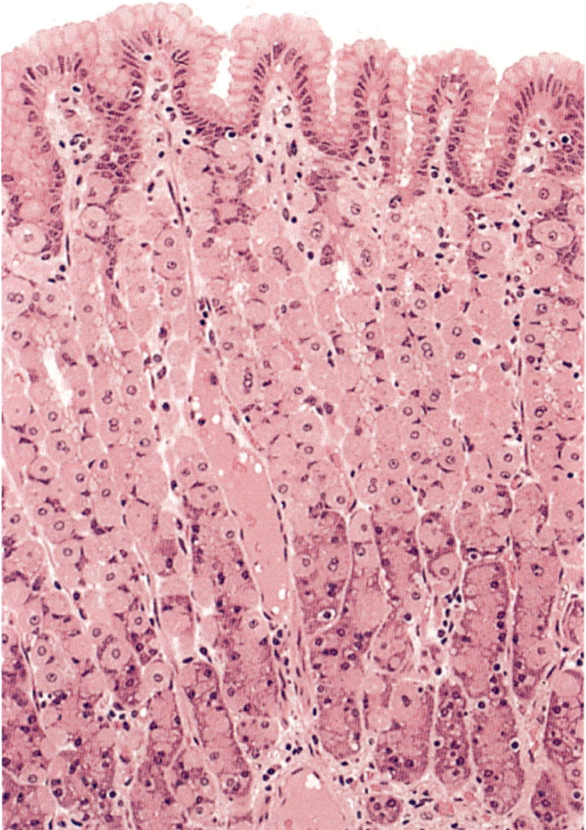

Abb. 12.25 Magen, Fundus: typische Schichtgliederung Digestionstrakt, Oberflächenepithel und Drüsen mit verschiedenen Zellformen. [R252]

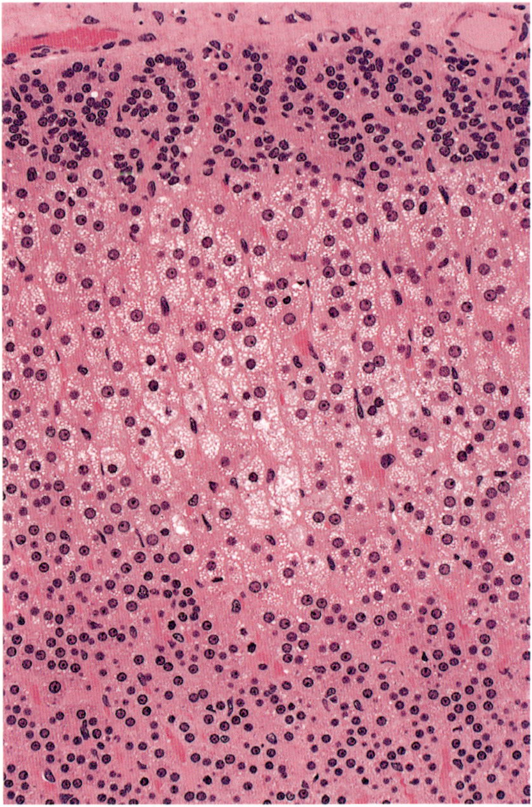

Abb. 12.26 Nebennierenrinde: Zonengliederung (Zonae glomerulosa, fasciculata, reticularis), kein Epithel, schaumiges Zellplasma im Bereich der Zona fasciculata. [R170-3]